Licht in der Nacht der Seele

Martin Duda

Licht in der Nacht der Seele

Wie Lesen bei Depressionen hilft

Patmos Verlag

VERLAGSGRUPPE PATMOS

PATMOS
ESCHBACH
GRUNEWALD
THORBECKE
SCHWABEN

Die Verlagsgruppe
mit Sinn für das Leben

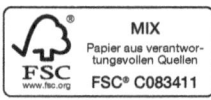

Für die Verlagsgruppe Patmos ist Nachhaltigkeit ein wichtiger Maßstab ihres Handelns. Wir achten daher auf den Einsatz umweltschonender Ressourcen und Materialien.

Bibliografische Information der Deutschen Nationalbibliothek
Die Deutsche Nationalbibliothek verzeichnet diese Publikation in der Deutschen Nationalbibliografie; detaillierte bibliografische Daten sind im Internet über http://dnb.d-nb.de abrufbar.

Umschlaggestaltung: Finken & Bumiller, Stuttgart
Coverabbildung: © frankie's/Shutterstock.com
Gestaltung, Satz und Repro: Schwabenverlag AG, Ostfildern
Druck: CPI books GmbH, Leck
Hergestellt in Deutschland
ISBN 978-3-8436-1059-9

Für Brigitte –
für all die Liebe,
die Du gibst

Inhalt

Vorwort der Hoffnung

Einmal
als Abend im Rot den Tag vergaß
gründete ich auf dem Stein der Schwermut
die Zukunft
NELLY SACHS

Das ist doch etwas Unmögliches und Unwirkliches, was NELLY SACHS am Anfang eines ihrer Gedichte schreibt: Wie soll es so etwas geben, was es gar nicht gibt und auch nicht geben kann? Wie soll man auf dem Stein der Schwermut die Zukunft gründen? Wie soll es dort, wo jedes Lebensgefühl verschwunden ist und nur noch Sinnlosigkeit und Leere gnadenlos herrschen – wie soll es dort wieder Leben geben? Und wie soll dort, wo an die Zukunft nicht zu denken, geschweige denn darauf zu hoffen ist, noch eine Zukunft möglich sein und dann noch auf dem Stein der Schwermut gegründet?

Die, die diese Zeilen schrieb, war keine utopische Träumerin oder weltfremde Fantastin, die den Bezug zur Realität verlor, sondern eine Dichterin. Sie wusste, wovon sie schreibt, denn sie selbst litt im Laufe ihres Lebens immer wieder an Depressionen. Und Schreiben war für sie eine Rettung.

Zukunft und Hoffnung gegründet auf dem Stein der Schwermut? Ja, so unmöglich es klingt – es gibt sie, es kann sie geben. Denn genauso wie es Gründe gibt für die Schwermut, für dunkle Gedanken und qualvolle Gefühle, für Hoffnungslosigkeit und Verzweiflung, genauso gibt es auch Gründe, um zu leben. Manchmal müssen wir nach ihnen suchen oder lange und geduldig darauf warten, bis wir sie erkennen, aber sie sind da. Sollten wir es nicht zumindest wagen und es versuchen?

Von den vielen Bildern, die die Menschen benutzen, um die Depression zu beschreiben, haben mich ganz besonders die Vergleiche

9

mit der Nacht der Seele und dem Schatten des Lebens angesprochen. Beides gibt es nur, weil es auch die Gegenteile davon gibt: Es gibt die Nacht, weil es den Tag gibt, und es gibt den Schatten, weil es das Licht gibt. Diese Vergleiche sagen nicht nur etwas Grundsätzliches über das Wesen der Depression und über unser Erleben darin aus, sondern sie zeigen zugleich, dass sich in jeder Depression eine tiefe Sehnsucht nach Leben manifestiert.

Wir spüren in der Depression in besonderer Weise, dass wir in den Dualismus der Existenz hineingeworfen sind und dass es eine Spannung ist, in der wir leben müssen und die manchmal nur sehr schwer zu ertragen ist. Empfinden wir vielleicht gerade deshalb die dunklen Tage des Lebens als so belastend und bedrückend, weil es auch die anderen, schönen und glücklichen Zeiten gibt und weil wir wissen, dass das Leben auch anders, gut, erfüllt und lebenswert sein kann?

Und doch ist die Erfahrung der Depression viel mehr als nur diese oftmals so unerträgliche Spannung. Es ist eine grundsätzliche und radikale Erfahrung, die den Menschen in seiner Tiefe erschüttert. Sie nimmt ihm gleichsam die Lebensgrundlage und stellt ihn vor viele fundamentale Fragen bis dahin, ob all das, was er erlebt, überhaupt noch einen Sinn hat. Und weil sie damit das Leben selbst in Frage stellt und es bedroht, sodass die Lebenslust und der Lebenswille verloren gehen, darum ist die Depression im wahrsten Sinne des Wortes *frag-würdig* und als Thema von existentiellem Interesse und von größter Bedeutung.

Ich lade Sie nun dazu ein, sich mit mir auf die Suche zu begeben nach dem Leben, das in der Depression in der Gefahr ist, verloren zu gehen, sowie nach der Zukunft, die es gibt, die aber depressive Menschen[1] nicht sehen.

»Wer sucht, der findet«, so heißt es, und dies gilt ganz besonders für große und existentiell wichtige Dinge. Denn wenn irgendwann die Gründe zum Leben verloren gehen, müssen sie auch irgendwo wiederzufinden sein, und weil sie mehr als lebenswichtig sind, ist es auch wert, nach ihnen zu suchen. Vielleicht kann uns die Literatur bei dieser Suche ein Stück weiterhelfen und ein wenig Licht in die geheimnisvolle Dunkelheit der Depression bringen.

Einleitung

Die Schwermut ist etwas zu Schmerzliches,
und sie reicht zu tief in die Wurzeln
unseres menschliches Daseins hinab,
als dass wir sie den Psychiatern überlassen dürften.

ROMANO GUARDINI

In der großen und weiten Welt der Literatur, in der sich der Mensch, das Leben und die Welt in unzähligen Variationen widerspiegeln, ist die Depression ein immer wiederkehrendes Thema. Viele Dichter und Schriftsteller kennen das Phänomen aus eigenem Erleben. Sie sind – anders als die Wissenschaftler oder die Mediziner – näher an der Realität des Lebens und haben einen unmittelbaren und ganzheitlichen Zugang zum Menschen und zu menschlichen Erfahrungen. Dieser Zugang ermöglicht ihnen und damit auch den Lesern eine andere, breitere und umfassendere Sicht auf die Depression und ein besseres Verstehen des geheimnisvollen Schattens, der sich zuweilen auf die Seele des Menschen legt. Zugleich finden sich in vielen Werken der Weltliteratur wertvolle und therapeutisch relevante Texte, die bei der Bewältigung und beim Umgang mit der Depression hilfreich sein können.

Da die Depression den ganzen Menschen in einen Ausnahmezustand versetzt und sein Leben und Erleben fundamental verändert und stört, sollte sie nicht nur ganzheitlich betrachtet und erforscht, sondern auch auf diese Weise behandelt und geheilt werden. Das bedeutet nicht, die klassischen Wege aus der Depression außer Acht zu lassen. Im Gegenteil, medikamentöse Therapie und Psychotherapie oder die Kombination der beiden etablierten Therapieformen haben sich bei vielen Depressionen gut bewährt.

Aber das ist leider nicht die Regel. Denn immer noch kommt in vielen Fällen allein die medikamentöse Therapie zur Anwendung, entweder weil lange Wartezeiten auf psychotherapeutische Behandlung überbrückt werden müssen oder weil keine geeignete Psychotherapie zur Verfügung steht. Die modernen Antidepressiva sind zwar in ihrer Wirkung erheblich verbessert, doch sie wirken nicht immer so, wie man es von ihnen erwartet, oder haben beträchtliche Nebenwirkungen, die manchmal sogar schlimmer sein können als die Symptome der Depression.

Ganzheitlich behandeln bedeutet für mich, das Therapiespektrum zu erweitern und mehrere therapeutische Möglichkeiten sinnvoll zu verbinden und zu nutzen. Weil die Not so groß und die Depression eine so riesige Herausforderung ist, ist es nur verständlich und mehr als legitim, auch aus vielen anderen Heilquellen zu schöpfen. Denn die Erfahrung zeigt, dass allein die medikamentöse Behandlung oft nicht ausreicht und das Rückfallrisiko relativ hoch ist, wenn sich die Bedingungen, die zur Depression geführt haben, nicht ändern oder Gründe und Ursachen weiter bestehen oder nicht richtig aufgearbeitet werden. Außerdem bestätigen Studien und Untersuchungen, dass sich beispielsweise durch die Änderung der Lebensweise, durch mehr Bewegung und Sport, aber auch durch die Einbeziehung kreativer Methoden wie Musik, Malen oder Lesen und Schreiben die Chancen signifikant erhöhen, Depressionen dauerhaft zu heilen.

Ganzheitlich behandeln heißt aber auch, den Menschen als ein dreidimensionales Wesen und als eine Einheit aus Leib, Seele und Geist zu betrachten. Wenn Leib und Seele betroffen sind und unter den Auswirkungen der Depression leiden, kann die dritte, geistige Dimension heilsam auf die psychische und somatische Ebene einwirken. Sie ist die eigentliche Dimension des Menschen und kann nicht nur bestimmte therapeutisch relevante Fähigkeiten und Phänomene initiieren und mobilisieren, sondern ist eine Quelle der Kraft, die bei der Bewältigung der Depression eine entscheidende Rolle spielen kann.

Diese therapeutischen Möglichkeiten, die in der geistigen Dimension ihren Ursprung haben oder, besser gesagt, ihre Inspiration finden, können wirksame Mittel sein, um aus der Ausweglosigkeit der Depression herauszuführen. Gerade die Literatur kann viele dieser therapeutischen Elemente *buchstäblich* in die Wege leiten, sie hat aber auch noch andere heilsame Wirkungen und Funktionen, die von Bedeutung sein können.

Am Anfang dieses Buches möchte ich Sie in das Thema Heilkraft des Lesens bei der Depression einführen sowie der Frage nachgehen, wie Lesen therapeutisch und vor allem praktisch als Methode angewendet werden kann. In den darauf folgenden Kapiteln werden Wege und Auswege aufgezeigt, die aus der Depression herausführen können und die in dem großen Universum der Weltliteratur verborgen sind. Da gibt es Bücher, Geschichten und Gedichte, die heilsam wirken, weil sie Themen berühren, die der Depression zugrunde liegen oder im depressiven Geschehen bedeutsam sind, und weil sie wichtige therapeutische Funktionen erfüllen oder unterstützen. Sie können so den therapeutischen Prozess fördern, wertvolle Impulse geben oder vielleicht sogar eine entscheidende Wende in der Depression herbeiführen und damit zur Heilung beitragen.

Neben wichtigen Erkenntnissen der Existenzanalyse und Logotherapie VIKTOR E. FRANKLs kann ich bei diesem Thema auf meine vielfältigen Erfahrungen mit der Bibliotherapie zurückgreifen, mit der ich mich seit vielen Jahren intensiv und mit Leidenschaft beschäftige und von der ich selbst sowie vor allem meine Klienten und die Teilnehmer meiner Seminare in vielerlei Hinsicht profitieren.

Bibliotherapie befasst sich mit der Nutzbarmachung und der Anwendung des Lesens zu therapeutischen Zwecken und wird als begleitende Methode in der Psychotherapie und in der Beratung eingesetzt. Gezielt und sorgsam ausgewählte Texte können Menschen, die beispielsweise in einer psychischen Krise stecken, bei deren Bewältigung helfen, weil sie ein großes heilsames Potential besitzen. Die therapeutische, aber auch die prophylaktische und psychohygienische Wirkung des Lesens und die therapeutischen Funktionen, die sich daraus ergeben, sind für den Menschen und seine seelische Gesundheit von enormer Bedeutung und können auch in der Behandlung der Depression wertvolle Hilfe leisten.[2]

Weil die Bibliotherapie immer noch relativ unbekannt ist und es außerdem häufig zu Missverständnissen und Verwechslungen mit anderen Methoden kommt, benutze ich lieber den Begriff Therapeutisches Lesen. Zum einen ist dieser Begriff aus sich selbst verständlich und verzichtet auf die schwierige Vorsilbe »Biblio-«, die bei vielen Menschen sofort zu der Assoziation mit der Bibel führt. Zum anderen sagt Therapeutisches Lesen klar und deutlich, dass es eine heilsame Form des Lesens gibt.

Dieses Buch kann und will nicht echte Psychotherapie oder psychologische Beratung ersetzen, sondern sie ergänzen und unterstützen und außerdem Hilfe zur Selbsthilfe anbieten, die gerade in der Depression sehr wertvoll sein kann. Es ist auch kein Ratgeber zum Thema Depression und will und soll auch nicht so verstanden werden. Denn was depressive Menschen am wenigsten brauchen, sind gute oder gut gemeinte Ratschläge oder Tipps. Wer einsam und verloren in der Wüste und dazu noch in Dunkelheit und im dichten Nebel umherirrt und nicht mehr weiß, wohin er gehen, und vor allem nicht, wozu er weitergehen soll, der braucht eine andere Art von Hilfe und Unterstützung. Sie sollte von grundsätzlicher Natur sein und tiefer wirken und im besten Fall zum »Heil von Grund auf« (S. KIERKEGAARD) führen.

Doch vor allem will dieses Buch Betroffene und Angehörige durch die schwere Zeit der Depression begleiten und auf die heilsame Kraft der Literatur aufmerksam machen. Die Heilkraft des Wortes und des Lesens, die seit alters her bekannt ist und heute wiederentdeckt wird, kann im Sinne der ganzheitlichen Behandlung auch in der Depression von großem Nutzen sein.

Von daher glaube ich, nicht zuletzt aufgrund eigener heilsamer Leseerfahrungen, dass der Titel des Buches treffend ist und durchaus der Realität entspricht: Lesen kann helfen, Depressionen zu überwinden und zu heilen. Es gibt Texte, die antidepressiv wirken und die in der dunklen Nacht der Seele Licht verbreiten und vor der totalen Verzweiflung und Resignation schützen und bewahren können. Besonders dann, wenn kein anderer Mensch an der Seite ist und jede andere Hilfe fern und unerreichbar erscheint, sind sie von unschätzbarem Wert.

Auch wenn hier vielleicht nicht für jeden Depressiven und nicht für jede Depression etwas Heilsames zu finden ist, so ist doch in der Literatur eine großartige und beinahe unerschöpfliche Heilquelle verborgen, die jedem, der lesen kann, zur Verfügung steht. Sogar Menschen, die des Lesens nicht mächtig sind, können daraus schöpfen, wenn andere ihnen vorlesen oder ihnen erzählen, was sie gelesen haben. Ich hoffe zutiefst, dass viele betroffene Leserinnen und Leser in diesem Buch solche Texte finden und ihre heilsame Wirkung erfahren können.

Die Heilkraft des Lesens bei der Depression

Ohne Bücher auf der Welt
wäre ich längst verzweifelt.

ARTHUR SCHOPENHAUER

Sie haben es in Ihrem Leben vielleicht schon einmal erlebt: Da gibt es Tage, an denen wir ohne einen erkennbaren Grund in eine seltsame melancholische Stimmung geraten, die wir uns nicht erklären können und die heimlich Besitz von uns ergreift. Es ist, als würde sich das kalte, trübe und regnerische Wetter draußen hinter dem Fenster in das Innere der Wohnung einschleichen und auf das Gemüt übertragen.

Wie durch einen magischen bösen Vorhang verdüstert sich die Sicht auf uns selbst und auf die Welt, und das Denken kreist immer wieder nur um die Dinge, die belasten und bedrücken, und endet meistens nur in einer Sackgasse. Auch die Sinne scheinen wie verdunkelt und benebelt und lassen keine positiven Eindrücke in das Innere des Menschen durch, die die Seele erfreuen oder entspannen könnten.

Menschen, die gerne lesen, greifen in diesen Situationen fast schon instinktiv zu einem guten Buch, setzen sich mit einer Tasse Tee oder Kaffee in eine gemütliche Ecke und fangen einfach an zu lesen. Und während wir uns in die Lektüre vertiefen, scheint sich etwas in uns zu verändern. Die Gedanken, die sich vorher nur im Kreis drehten und wie dunkle Schatten durch die langen Flure des Gehirns ziellos umherirrten, kommen zur Ruhe und werden klarer. Andere, gute Gedanken gesellen sich dazu, auch positive Gefühle entwickeln sich und erfüllen uns. Als wäre die Welt auf einmal heller, kommt langsam alles in uns in einen stimmigen Zusammenhang und eine Ordnung; wir finden mit dem Buch wieder zu uns selbst und schauen mit anderen Augen in die Realität des Lebens.

Was da geschieht und was viele Leser schon erlebt haben, ist nichts Außergewöhnliches und auch keine Zauberei, sondern ein bekanntes Phänomen. Die Heilkraft des Wortes ist eine uralte Erfahrung, die ganz wesentlich zur Geschichte und Entwicklung der Menschheit gehört. Denn bereits im Altertum war neben der unterhaltenden und der bildenden Funktion auch die heilsame Wirkung der Literatur bekannt, für die es unzählige Beispiele gibt.

So stand im 3. Jahrhundert v. Chr. über der berühmten Bibliothek von Alexandria: *Psyches iatreion,* Heilstätte der Seele. Von HIPPOKRATES, der als Vater der modernen Medizin gilt, stammt der therapeutische Grundsatz, der bis heute nichts von seiner Aktualität verlor: »Erst das Wort, dann die Arznei und dann das Messer!« Und der römische Philosoph SENECA empfahl philosophische Texte nicht nur für innere Beruhigung, sondern auch für körperliche Beschwerden.

Anfang des 19. Jahrhunderts wussten schon die Pioniere der Bibliotherapie in den Vereinigten Staaten, dass das Lesen ein wichtiges Hilfsmittel in der Psychotherapie ist und auch bei der Depression erfolgreich eingesetzt werden kann. Der amerikanische Arzt und Psychiater BENJAMIN RUSH, der sich mit der positiven Wirkung der Literatur vor allem bei psychischen Erkrankungen befasste, empfahl seinen Patienten Lesen gegen Melancholie und Hypochondrie, wobei für ihn besonders die Aspekte der seelischen Erholung und der Wiedergewinnung der Zeitvorstellung von therapeutischer Bedeutung waren.

Auch wenn in dieser Zeit einige Ärzte in Europa bibliotherapeutisch arbeiteten und den Kranken Bücher wie Medikamente verordneten, begann sich hier erst im Laufe des 20. Jahrhunderts die Bibliotherapie zu entwickeln und zu verbreiten. Neben Theologen und Seelsorgern waren es vor allem Psychiater und Psychotherapeuten, die die Heilkraft des Lesens in der Praxis einsetzten.

VIKTOR E. FRANKL, der die Bibliotherapie sehr schätzte, sprach »vom Buch als einem Therapeutikum«[3] und machte viele gute Erfahrungen mit dieser Methode im Rahmen der Neurosenbehandlung. »Das rechte Buch zur rechten Zeit«[4], so FRANKL, vermag zwar nicht immer den Arzt oder Psychotherapeuten zu ersetzen, aber es kann Menschen in seelischen Krisen echte Lebenshilfe leisten und auf der Suche nach Sinn begleiten. Doch wie kann Lesen therapeutisch wirken? Gibt es eine psychologische Erklärung für die Heilkraft der Literatur?

Warum ist Lesen heilsam?

Lesen ist nur bei oberflächlicher Betrachtung ein rationaler Vorgang, bei dem es lediglich um die Aufnahme und das Verstehen eines Textes geht. Es ist vielmehr eine emotionale, ja ganzheitliche Erfahrung, die den ganzen Menschen betrifft und bei der Leib, Seele und Geist im wahrsten Sinne des Wortes *angesprochen* werden. Diese Erfahrung ist mit wirklichem Erleben vergleichbar, sodass man zu Recht von einem *Lese-Erlebnis* reden kann, bei dem bewusste und unbewusste Prozesse stattfinden, die therapeutisch sehr bedeutsam sind.

Einer der wesentlichen psychischen Vorgänge beim Lesen ist das innere Bilderleben, das durch Worte initiiert und stimuliert wird. Die inneren Bilder, die bei der Lektüre in der Tiefe der Seele entstehen, können die inneren Heilungskräfte mobilisieren und entfalten so ihre heilsame Wirkung. Ebenso wichtige Bedeutung im Leseprozess haben Symbole, die eine Verbindung herstellen zwischen dem Bewusstsein und dem Unbewussten sowie zwischen der äußeren und der inneren Wirklichkeit des Menschen.

Durch die inneren Bilder und Symbole kann Lesen unmittelbar die Seele des Menschen und die Tiefenschichten der Person erreichen und zu einem prägenden und emotionalen Erlebnis werden. Gerade wenn Texte Emotionalität ansprechen und uns berühren und bewegen, geht ihre Wirkung wortwörtlich *unter die Haut* und hat dadurch das Potential, heilsam zu wirken und den Leser positiv zu verändern.

All das geschieht natürlich nicht beim schnellen und oberflächlichen Lesen und auch nicht bei jeder Art von Literatur. Therapeutisch lesen bedeutet, langsam und mit dem Herzen zu lesen und den Text zu verinnerlichen. Das gelingt besonders gut beim lauten

Lesen, das eine alte und lange Tradition hat und schon in der Antike und im Mittelalter praktiziert wurde. Diese Leseform, bei der die Worte direkt und ohne Umwege die emotionale Ebene erreichen, ist auch heute noch sehr zu empfehlen und hat eine wohltuende und heilsame Wirkung. Ebenso andere bewährte bibliotherapeutische Techniken wie Abschreiben wichtiger Textpassagen oder Lebensweisheiten, Auswendiglernen oder Nacherzählen können Literatur zum Heilmittel und Lesen zum Bestandteil der Therapie machen.

Will man aus dieser Heilquelle schöpfen, sollten regelmäßige Lesezeiten unbedingt in den Alltag und den Tagesablauf depressiver Menschen integriert werden. Gute Bücher gehören, zumal in Krisenzeiten, wie Lebensmittel auf den Tisch und sollten, wie eine Art Medizin, regelmäßig eingenommen werden. Gegen die immer wiederkehrenden, beunruhigenden und krank machenden Gedanken oder gegen die Angst machende Leere können gute und heilsame Gedanken wie ein Gegengewicht beruhigend und entlastend wirken. Aber auch Erholung und Entspannung sowie Trost und Ermutigung, die die Lektüre ermöglichen kann, sind in Zeiten der Krankheit und der Krise von therapeutischer Bedeutung und nicht zu unterschätzen.

Richtige Textauswahl

Welche Art von Literatur lässt sich als bibliotherapeutisch gut und empfehlenswert bezeichnen?

Es sind nicht in erster Linie Ratgeber oder Bücher aus der Lebenshilfeabteilung, die hier gemeint sind, auch wenn sie zum Repertoire des Therapeutischen Lesens gehören und begleitend als wichtige Komponenten für die Therapie, die Prävention oder die Rückfallprophylaxe eingesetzt werden können. Zu bibliotherapeutisch relevanter Literatur zählt im Grunde alles Geschriebene und Lesbare, das heilsam und therapeutisch wirkt und helfen kann, aus der Ausweglosigkeit der seelischen Krise herauszukommen und den Weg zurück ins Leben zu finden. Dabei ist nicht die literarische Qualität ein entscheidendes Kriterium, sondern die positive therapeutische Wirkung, die ein Buch haben kann. Gute Literatur sollte nicht nur Probleme aufzeigen oder dabei helfen, richtige Diagnosen zu stellen, sondern Wege zu einer ganzheitlichen Lösung und Heilung anbieten. Bibliotherapeutisch geht es daher nicht so sehr darum, Tipps oder Ratschläge zum Leben zu bekommen, sondern ein Stück Lebensweisheit zu erlangen, sich zu entwickeln und innerlich zu wachsen.

HERMANN HESSE hat diesen lebensfördernden Aspekt als den eigentlichen Wertmaßstab der Literatur betrachtet und selber nach diesem Prinzip schriftstellerisch gearbeitet: »Bücher haben nur einen Wert, wenn sie zum Leben führen und dem Leben dienen.«[5]

Neben Märchen und Gedichten gehören zu dieser Art von Literatur beispielsweise Aphorismen, Weisheiten und Erzählungen, aber auch Biographien und Romane. In der großen Apotheke der Weltliteratur finden sich unzählige Bücher, die für rat- und hilflose Menschen wertvolle und wirksame Medizin sein können, wenn sie nur geduldig danach suchen oder einfach nur aufmerksam und offen dafür sind.[6]

Bei der Frage nach der Auswahl der richtigen Literatur möchte ich auf das gar nicht so seltene Phänomen der sogenannten »Büchervorsehung« hinweisen, das mir selber im Laufe meines Lebens immer wieder widerfahren ist und von dem auch viele andere Leser dankbar berichten. Es ist viel mehr als nur ein simpler Zufall, sondern eher eine Art Fügung oder Vorsehung, zur rechten Zeit ein richtiges Buch zu finden oder sich sogar von ihm finden und ansprechen zu lassen und später dann die Erfahrung zu machen, dass die Lektüre tatsächlich *notwendig* und *lebensentscheidend* war.

Zusammenfassend kann Lesen im Kontext der Depressionsbehandlung die Funktion einer Brücke haben, die dem Menschen hilft, den verlorenen Bezug und die Beziehung zum Leben, zu sich selbst, zur Welt und zu den anderen wiederherzustellen. Der depressive Mensch, der in der Regel vieles verloren hat und der oftmals sogar dabei ist, sich selbst und das Leben zu verlieren, braucht solche Brücken, die ihn wieder in Verbindung und in Kontakt mit dem Leben bringen. Wenn der Betroffene einen Zugang zum Medium Buch hat und Lesen für ihn wichtig ist, sollte man ihm diese Möglichkeit nicht vorenthalten, sondern sie im Gegenteil nutzen.

Wertvolle Lektüre auch für Angehörige

Therapeutisches Lesen ist nicht nur eine Alternative und eine Chance für Betroffene, die Depression zu überwinden und zurück ins Leben zu kommen. Es finden sich auch viele gute Argumente für diese Methode für Angehörige, Freunde oder Partner depressiver Menschen.

Lesen ist ein einfaches und ausgezeichnetes Hilfsmittel für alle, die Depressive begleiten und betreuen, die ihnen beistehen, ihnen helfen und die häufig auch mit ihnen leiden. Allein das Begleiten empfinden viele von ihnen als genauso belastend und bedrückend wie die Depression selbst. Es ist eine große Kunst, dabei auf sich selbst gut zu achten und selber nicht unterzugehen. Hier kann die Lektüre eine Quelle der Erholung, aber auch der Kraft und der Motivation sein im schwierigen und oft so mühsamen Alltag der Depression. Außerdem ist Lesen ein geeignetes Medium, erste Informationen und guten Rat zu bekommen, um die Depression besser zu verstehen und einen klaren Überblick zu behalten. Auf diese Weise kann die Literatur den Angehörigen depressiver Menschen, die vielfach hilflos und überfordert sind, eine erste wertvolle Hilfe sein und zugleich Beistand und Unterstützung leisten.

Grenzen und Schwächen des Therapeutischen Lesens

Wie jede andere Methode hat auch Therapeutisches Lesen seine Stärken, aber auch seine Grenzen und Schwächen. Nicht jedes Buch, nicht jede Geschichte oder jedes Gedicht wirkt bei jedem Leser in der gleichen Art und Weise und ist einfach und ohne Weiteres auf andere übertragbar. Auch lassen sich Bücher nicht wie Medikamente auf Rezept verschreiben und wirken nicht immer sofort, sondern brauchen oft Zeit und Geduld, um ihre Heilkraft zu entfalten.

Die Tatsache, dass nicht jeder Mensch gerne liest oder, aus welchen Gründen auch immer, einen Zugang zum Medium Buch hat, lässt sich dadurch umgehen, dass andere ihm vorlesen oder Gelesenes nacherzählen oder aber er ein Hörbuch benutzt. Hilfreich kann es auch sein, an frühere Leseerfahrungen zu erinnern und überhaupt Bücher wieder ins Spiel beziehungsweise ins Gespräch und damit ins Leben zu bringen, damit sie das ohnehin verarmte und begrenzte Dasein in der Depression bereichern und beleben.

Auch für depressive Menschen selbst, die gerne lesen oder gelesen haben, gibt es eine Einschränkung, die gar nicht so selten auftritt. Es gibt Tage, an denen Lesen nicht möglich ist, weil die Depression es nicht immer zulässt. Betroffene erleben relativ häufig Phasen der Leseunfähigkeit, unter denen besonders diejenigen leiden, die früher gerne gelesen haben und für die die Lektüre eine lebenswichtige Sache war.

Trotzdem sollte man nicht zu schnell aufgeben und schon gar nicht verzweifeln. Die Erfahrung vieler meiner Klienten und Teilnehmer meiner Seminare zeigt, dass man mit einfacher Literatur, mit Kinderbüchern, Textausschnitten oder kurzen Zitaten anfangen kann, wieder neu lesen zu lernen und in die Welt der Bücher langsam wieder einzutauchen. Manchmal erreichen nur einzelne Sätze oder Bruchstücke des Textes den Leser, manchmal tauchen bei der Lektüre längst vergessene Gefühle wieder auf und es gelingt so, wieder am Leben anzuknüpfen und ihm etwas näher zu kommen.

Außerdem gibt es verschiedene Formen der Depression und verschiedene Phasen dieser psychischen Störung. Bei leichten depressiven Verstimmungen oder bei mittelschweren Depressionen wird es wahrscheinlich eher möglich sein, selber zu lesen oder sich vorlesen zu lassen. Aber auch bei längeren oder schweren depressiven Episoden gibt es Zeiten, in denen die Heilkraft des Lesens genutzt werden kann. Vielleicht kann gerade dann gezieltes Lesen hilfreich sein und ermöglichen, die depressive Erstarrung aufzubrechen und wieder ins Leben und zu sich selbst zu kommen.

Schließlich sollte, wie bei jeder anderen Art von Medizin, auch beim Einsatz der Literatur bei Depressionen die Frage der Risiken und Nebenwirkungen mitbedacht werden. So kann zum Beispiel ein Buch mit nihilistischem Inhalt einen depressiven Menschen noch tiefer in den dunklen Abgrund ziehen. Und einem anderen Depressiven mit hypochondrischen Zügen kann es wiederum leicht passieren, dass er beim Lesen eines medizinischen Ratgebers oder einer Fachzeitschrift noch mehr ins Grübeln gerät und Ängste entstehen. Hier gilt in leicht abgewandelter Form der bekannte Slogan aus der Werbung: Zu Risiken und Nebenwirkungen fragen Sie einen guten Arzt oder Psychotherapeuten, die bibliotherapeutische Erfahrung besitzen oder zumindest belesen sind. Aber auch erfahrene Bibliothekare oder Buchhändler können hier weiterhelfen und ein geeignetes Buch empfehlen beziehungsweise von der Lektüre abraten.

Nach diesen einführenden Gedanken möchte ich nun zu den möglichen therapeutischen Funktionen des Lesens bei der Depression kommen und diese mit literarischen Beispielen illustrieren und belegen.

Abstand gewinnen

Von sich zurückzutreten
wie ein Maler von seinem Bilde –
wer das vermöchte!

CHRISTIAN MORGENSTERN

Eine erste therapeutische Funktion, die das Lesen ermöglichen kann, ist die Selbstdistanzierung, die die Lektüre unabhängig von der Art und der Qualität der Literatur entfalten kann. Beinahe jeder Leser kennt aus eigenem Erleben diese beglückende und zugleich heilsame Wirkung, die Bücher auf uns haben können.

Beim Lesen in eine andere Welt zu versinken oder auf andere Gedanken zu kommen, bedeutet zumindest für diese Zeit, sich selbst, die eigenen Sorgen und Probleme zu vergessen und Ruhe und Entspannung zu erfahren. Der depressive Mensch, der manchmal stundenlang vor sich hin denken und grübeln muss, kann auf diese Weise heilsame Distanz erfahren. Auch wenn dies nur für einen kurzen Moment gelingt, so ist jede Unterbrechung der quälenden Langeweile und Monotonie der Depression und der meist immer gleichen und um sich selbst kreisenden belastenden Gedanken hilfreich, weil sie ein kleines Stück der Lebensnormalität wiederbringt und daran erinnert, wie es früher war oder wieder sein könnte.

Die Distanz zu sich selbst und zu der Depression ermöglicht außerdem eine andere, neue Sicht der eigenen Situation und eine erste gedankliche Klärung. Sie kann dabei helfen, die negativen Denk- und Grübelmuster, in denen der Depressive fast immer gefangen ist, zu erkennen, zu durchschauen und sie aufzubrechen. Durch die Selbstdistanzierung erlebt sich der Mensch wieder offen und gewinnt einen inneren Freiraum, der ihm erlauben kann, mit der Situation, in der er steckt, umzugehen und Stellung zu beziehen.

Eine einfache, aber wichtige Form der Selbstdistanzierung, zu der das Lesen geradezu animiert und provoziert, ist das innere Zwiegespräch. Gute Lektüre kann aus der Stummheit und aus der Bedrängnis der depressiven Sprachlosigkeit herausführen, weil sie zum inneren Dialog anregt, der eine wesentliche Voraussetzung geistiger Gesundheit ist. Wer liest, kann sich nicht so schnell innerlich verschließen und verstummen und kommt dann eher wieder zum äußeren Dialog mit anderen und mit der Welt und somit zurück ins Leben.

Lesen kann aber auch noch andere Möglichkeiten, Abstand zu gewinnen, in die Wege leiten wie beispielsweise Gebet, Meditation, Singen oder Schreiben. Wenn Sie selber einen guten Zugang zu diesen einfachen, aber wirksamen Formen der Selbstdistanzierung haben, sollten Sie diese auf jeden Fall gerade in der Krise regelmäßig praktizieren. So kann beispielsweise das Schreiben von Tagebüchern, Gedichten oder Briefen therapeutisch sehr sinnvoll sein, weil es das Wahrnehmen und Ausdrücken der Gefühle erleichtert und damit den Prozess der Bewusstmachung und des Verstehens fördert.

Es gibt psychotherapeutische Einrichtungen und psychosomatische Kliniken, in denen die Schreib- und Poesietherapie ein Teil des Behandlungskonzeptes ist und erfolgreich praktisch angewendet wird. Gerade das Schreiben ist aber auch eine einfache Methode, die jeder allein praktizieren kann, der in seelischer Not ist. Wer ein Heft und einen Stift zu Hause hat, kann sich damit belastende Erlebnisse, Konflikte oder Gefühle buchstäblich *von der Seele schreiben* und sich später selber lesen oder vielleicht sogar sich selbst auf die Schliche kommen. Ratsam ist aber auch, das Gute und Positive, das im depressiven Alltag so schnell untergeht oder gar nicht wahrgenommen wird, aufzuschreiben und gewissermaßen festzuhalten, um es nicht gänzlich aus den Augen und aus dem Sinn zu verlieren.

Auch für FRANZ KAFKA, der gegen seine melancholischen Stimmungen und Depressionen ankämpfte, war das Schreiben lebensnotwendig und hielt ihn zeitweise allein am Leben. Im Tagebuch des Jahres 1914 notierte er:

Ich schreibe seit ein paar Tagen, möchte es sich halten. [...] Ich kann wieder ein Zwiegespräch mit mir führen und starre nicht so in vollständige Leere. Nur auf diesem Wege gibt es für mich eine Besserung.[7]

Lachen als Medizin für die Seele

Eine besondere heilsame Kraft hat außerdem der Humor, der auf leichte und angenehme Art und Weise Distanz zur Depression schaffen kann. Ohne Zweifel ist die Wirklichkeit der Depression etwas sehr Ernstes, aber auch guter Humor ist eine ernste Sache und sollte nicht vorschnell tabuisiert werden. Seine Wirkung geht tiefer als nur kurzfristige Erheiterung oder oberflächliche Belustigung und sie hat zudem therapeutische Bedeutung.

Der depressive Mensch hat verständlicherweise nichts zu lachen und auch der Sinn für Humor fehlt ihm oder ist ihm verloren gegangen. Wenn es heißt, »Humor ist, wenn man trotzdem lacht«, dann ist das eher eine Wunschvorstellung, in der nur die halbe Wahrheit steckt, die noch keine ausreichende Begründung für grundloses Lachen auf Befehl oder für den Einsatz von Humor in der Therapie bietet. Genauso wahr ist aber auch, dass man im Leben oftmals nur mit einer Portion Humor schlechte Zeiten *trotzdem* überstehen und überleben kann. Könnte nicht gerade der Humor diese heilsame, ja rettende Trotzmacht in uns wachrufen und aktivieren?

In der Depression ist Lachen vielleicht nicht immer die beste Medizin, aber es kann eine unterstützende, entlastende und entspannende Funktion haben, die wir nicht gering schätzen oder ignorieren sollten. Es ermöglicht uns, zumindest zeitweise über den Dingen zu stehen und der ohnehin ernsthaften Realität mit etwas Abstand und vor allem mit Gelassenheit zu begegnen.

Der Therapeutische Humor wird in den letzten Jahren wissenschaftlich erforscht und in der Praxis angewendet, und er hat gerade bei Depressionen und Angststörungen nachweisbar eine heilsame und befreiende Wirkung. Diese Erfahrungen ermutigen dazu, im Umgang mit depressiven Menschen nicht auf Humor zu verzichten, sondern im Gegenteil, wo und wann immer es nur geht, ihre Lage und vor allem ihre getrübte Sicht des Lebens humorvoll, aber wohlwollend zu unterwandern, zu ironisieren oder in Frage zu stellen.[8]

Die beste Art, Humor zu praktizieren, geschieht natürlich in der direkten und unmittelbaren Begegnung mit anderen Menschen. Doch auch die Literatur transportiert vielfach humorvolle und witzige Inhalte und kann sogar Depressive zum Lachen bringen oder wenigstens zu einem kleinen Lächeln verführen. Als Beispiel möge an dieser Stelle ein Gedicht von ERICH KÄSTNER genügen, in dem sich fast jeder depressive Mensch wiedererkennen kann. Es ist eine kurze und humorvolle literarische Diagnose der depressiven Verstimmung, berührt aber auch die existentielle Frage nach den Gründen, um weiterzuleben, die sich kaum radikaler und dringender stellt als in der Depression.

Traurigkeit, die jeder kennt

Man weiß von vornherein, wie es verläuft.
Vor morgen früh wird man bestimmt nicht munter.
Und wenn man sich auch noch so sehr besäuft:
Die Bitterkeit, die spült man nicht hinunter.

Die Trauer kommt und geht ganz ohne Grund.
Und angefüllt ist man mit nichts als Leere.
Man ist nicht krank. Und ist auch nicht gesund.
Es ist, als ob die Seele unwohl wäre.

Man will allein sein. Und auch wieder nicht.
Man hebt die Hand und möchte sich verprügeln.
Vorm Spiegel denkt man: »Das ist dein Gesicht?«
Ach, solche Falten kann kein Schneider bügeln.

Vielleicht hat man sich das Gemüt verrenkt?
Die Sterne ähneln plötzlich Sommersprossen.

Man ist nicht krank. Man fühlt sich nur gekränkt.
Und hält, was es auch sei, für ausgeschlossen.

Man möchte fort und findet kein Versteck.
Es wäre denn, man ließe sich begraben.
Wohin man blickt, entsteht ein dunkler Fleck.
Man möchte tot sein. Oder Gründe haben.

Man weiß, die Trauer ist sehr bald behoben.
Sie schwand noch jedes Mal, so oft sie kam.
Mal ist man unten, und mal ist man oben.
Die Seelen werden immer wieder zahm.

Der eine nickt und sagt: »So ist das Leben.«
Der andere schüttelt seinen Kopf und weint.
Wer traurig ist, sei's ohne Widerstreben!
Soll das ein Trost sein? So war's nicht gemeint.[9]

Wirksame Erkenntnis: »Du bist nicht die Depression!«

Ein wichtiger Teil der heilsamen Distanzierung von sich selbst und von der Depression, zu der Lesen verhelfen kann, ist die Erkenntnis: Du *bist nicht* die Depression! Vielleicht könnte man besser sagen, du *hast* sie nur oder sie ist nur ein Teil von dir, der zurzeit dein ganzes Leben und Erleben dominiert und beherrscht, wahrscheinlich sogar vom ersten Gedanken am Morgen bis zum Einschlafen am Abend. Aber wenn du dich für einen Moment vergisst wie beispielsweise beim Essen oder beim Musikhören oder eben beim Lesen, so ist es wie ein kleiner Beweis für die unumstößliche Tatsache: Du bist viel mehr als nur die Depression!

Es ist eine Einsicht, die nicht nur bei der Depression, sondern auch bei vielen anderen psychischen und psychosomatischen Störungen vor dem Verallgemeinern und Verabsolutieren bewahren und eine vollständige Identifikation mit der Krankheit oder mit dem Leiden vermeiden soll. Sich immer wieder daran zu erinnern und zu versuchen, sich als Person von dem zu trennen und zu distanzieren, worunter man gerade leidet, hat eine heilsame oder zumindest unterstützende Wirkung.

Der bekannte brasilianische Schriftsteller PAULO COELHO, der in seinen vielen Romanen oftmals tiefe existentielle Fragen thematisiert, bringt in einem seiner Weisheitsbücher, im »Handbuch des Kriegers des Lichts«, diesen therapeutisch relevanten Aspekt zur Sprache:

Wenn der Krieger deprimiert ist, sagt der Meister zu ihm:
»Du bist nicht, was du zeigst, wenn du traurig bist. Du bist sehr viel mehr. Während andere aus Gründen, die wir nie verstehen werden, schon gegangen sind, bist du immer noch da. Warum hat Gott so unglaubliche Menschen abberufen und dich hier ausharren lassen?
An diesem Punkt haben Millionen Menschen bereits aufgegeben. Sie sind nicht gelangweilt, aber weinen auch nicht. Sie tun überhaupt nichts, warten nur darauf, dass die Zeit vergeht. Sie haben die Fähigkeit, zu reagieren, verloren.
Du jedoch bist traurig. Das beweist, dass deine Seele lebendig geblieben ist.«[10]

Hier ist PAULO COELHO ein tiefer Blick in das Wesen der Depression gelungen, aber er weiß auch um ihre große existentielle Bedeutung. Außerdem erinnert der Schriftsteller gerade in den letzten beiden Sätzen an eine Wahrheit, die ebenso antidepressiv wirken kann, denn er macht auf die positiven Seiten der Traurigkeit aufmerksam.

Gute Traurigkeit und heilsames Weinen

Die Traurigkeit in der Depression ist weit mehr als nur eines ihrer vielen Symptome. Sie ist tatsächlich die Reaktion der Seele, die lebendig geblieben ist, und zunächst und an sich noch nichts Krankhaftes, sondern eine – vielleicht im Augenblick die einzig mögliche – zutiefst menschliche Antwort auf die Fragen und die Bedingungen, die das Leben stellt.

Auch wenn es Ihnen inmitten der depressiven Not vielleicht unmöglich erscheint, dies zu verstehen und vor allem emotional nachzuvollziehen, so ist es ungeheuer entlastend, sich selbst und die Depression auf diese Weise zu sehen, aber auch Geduld zu haben, bis aus den Fragen irgendwann Antworten erwachsen.

Oftmals im alltäglichen Umgang mit unseren Gefühlen und Emotionen verwechseln wir die Begriffe »traurig« und »depressiv«. Wir sagen und denken beispielsweise nach dem Verlust eines lieben Menschen oder nach einer Trennung, dass uns dies depressiv macht. Dabei sind wir in der Regel eigentlich nur traurig. Und diese Traurigkeit ist ein gutes und völlig normales und keineswegs destruktives oder gar krankhaftes Gefühl. Wir spüren durch sie den Verlust und den Wert, den jemand oder den etwas für uns hatte.

In der Traurigkeit liegt aber auch eine tiefe Sehnsucht und sie hat eine wegweisende Kraft, die dem Leben dient und die wieder zum Leben hinführen und einen neuen Anfang ermöglichen kann, wenn wir sie als solche wahrnehmen und nutzen.

Zu dieser therapeutisch wichtigen Einsicht kamen auch schon die alten Mönchsväter, die als Einsiedler vom 4. bis zum 6. Jahrhundert n. Chr. in den Wüstengebieten des Nahen Ostens lebten und unter den Auswirkungen der *Akedia*[11] litten. Sie wussten, dass die Traurigkeit nicht lebensfeindlich ist und dass es nicht darum geht, sich gegen sie zu wehren oder sie zu bekämpfen, sondern mit ihrer Hilfe wieder in Kontakt und in Beziehung mit dem Leben zu kommen.

ABBAS POIMEN, ein weiser und erfahrener Altvater, dessen Worte häufig zitiert werden, gab den Mönchen sogar den Rat, »immer Traurigkeit im Herzen«[12] zu haben, weil sie doppelt heilsam ist, denn »sie wirkt und behütet«[13]. Und der berühmte Wüstenmönch EVAGRIUS PONTICUS empfahl den unter *Akedia* Leidenden zu versuchen, der stummen und quälenden Traurigkeit einen Ausdruck zu verschaffen und wenn möglich zu weinen, da die Tränen ein großes Heilmittel gegen den Überdruss bilden und »mit einem befruchtenden Regen«[14] vergleichbar sind.

So kommt zu der Distanz verschaffenden und befreienden Kraft des Lachens die reinigende und kathartische und damit therapeutische Wirkung des Weinens dazu. Beide sind einfache und ursprüngliche Ausdrucksmittel der Seele, die durch Lesen, aber auch durch Musik oder Malerei angeregt werden können und die uns einfach guttun.

Wann immer Sie daher das Bedürfnis haben, zu trauern oder zu weinen, sollten Sie es nicht unterdrücken. Folgen Sie einfach Ihrer Intuition und versuchen Sie, Ihre Gefühle zuzulassen und auszudrücken. Sie werden erleben, dass es heilsam ist, und Sie finden auf diesem Wege wieder ein Stück zurück zu sich selbst und zum Leben. Denn auch dies ist die Erfahrung, die wir Menschen, bei allem Kummer und Leid, immer wieder machen und die HELEN REISINGER-PEUSENS in einem kleinen Gedicht treffend zusammenfasste:

Solang der Mensch noch
weinen kann,
ist nichts verloren,
denn aus jeder Träne
wird er neu geboren.[15]

Sich selbst wiederfinden

Plötzlich wirst du beim Lesen
eines Buches wieder dünnhäutig.
Es ist, als begänne leise eine
innere Melodie zu klingen,
als würde ein Licht angezündet.
Dein verödetes Inneres wird zum
sakralen Raum, du findest mit dem
Text wieder einen Zugang zu dir.
JÜRG ACKLIN

Die Wirkung guter und bibliotherapeutisch relevanter Literatur besteht in weit mehr als nur in der Ablenkung von sich selbst und von den Bedingungen, die die schwarze Dame[16] diktiert. Denn die Lektüre ermöglicht nicht nur die Distanz zu der Depression, sondern fördert und erleichtert gleichzeitig die Nähe des Menschen zu sich selbst und zum Leben.

Es ist das eigentliche Drama der Depression, dass der Mensch mit der Zeit den Bezug und die Beziehung zum Leben und zu sich selbst verliert. Hinter den vielen Verlusten, die das Erscheinungsbild der Depression entscheidend prägen und sogar ihr ganzes Wesen ausmachen, lauert die große Angst vor dem endgültigen Lebens- und Selbstverlust. Sie wird oftmals erlebt als grenzenlose Ohnmacht und Hilflosigkeit und als ein Gefühl, keinen Halt und keinen Boden unter den Füßen zu haben.

Die diffusen Gefühle und Gedanken, die die Betroffenen als endlos leeres und sinnloses Überlegen und Grübeln wahrnehmen, finden keine Ruhe und bringen keine Klarheit. Alles, was depressive Menschen in ihrem Inneren erleben und empfinden, ist unverständlich und bringt keine Entlastung, geschweige denn Erklärung für die Gründe der dunklen Stimmung, in der die Seele gefangen ist. Und weil es keine Worte für dieses seltsame Erleben gibt, finden sich auch keine Auswege, keine Türen oder Fenster, die das Leben wieder hereinlassen würden.

Über das Medium der Literatur kann es gelingen, aus dieser Ausweglosigkeit auszubrechen. Gute Literatur kann hier ordnend und strukturierend wirken und dem Menschen wieder einen ersten Zugang zu sich selbst ermöglichen. Lesen schenkt innere Ruhe und fördert Sammlung und Konzentration, die zur Selbstreflexion anregen und vielleicht sogar erste Erkenntnisse erlauben. Auf diese Weise kann die Lektüre helfen, aus dem Chaos und dem Gewusel der Gefühle und Ängste herauszufinden, klare Gedanken zu formen und zu formulieren und sich selbst wieder auf die Spur zu kommen.

Ein wichtiger und heilsamer Aspekt der Literatur liegt auch im Aussprechen dessen, was den Menschen belastet, sowie darin, endlich Worte zu finden für das, was unbeschreiblich und unsagbar ist. Das kann entlastend und befreiend wirken sowie dazu beitragen, sich selbst zu verstehen und sich im Irrgarten der eigenen Lebensgeschichte wieder zu orientieren.

Eine Distanz, die Nähe schafft

Bei dem Prozess der Selbstfindung in der Depression ist der Vorgang der Identifikation von zentraler Bedeutung. Sich beim Lesen mit einer literarischen Gestalt zu identifizieren, in ihre Lage hineinzuversetzen oder in eine Geschichte hineingezogen zu werden, bedeutet, heilsame Distanz zu eigenen Problemen, Sorgen und Ängsten zu gewinnen und zugleich zu erfahren, dass man mit dem, was man erlebt, nicht alleine ist.

Doch die weitaus wichtigere Funktion der Identifikation besteht darin, Zugang zu eigener Emotionalität und damit zu sich selbst zu finden. Durch die Einfühlung in das Fühlen einer literarischen Person oder das Nachempfinden ihrer Emotionen können eigene Gefühle leichter wahrgenommen, zugelassen und ausgedrückt werden. Sich selbst zu finden hat also zutiefst damit zu tun, sich wieder zu *emp-finden*, zu fühlen und zu spüren.

Viele dieser Erkenntnisse und Erfahrungen spiegeln sich in dem autobiographischen Bericht von CHRISTIANA D. wider, einer unbekannten Autorin, die authentisch und eindrucksvoll ihre depressive Krise und die Bedeutung der Literatur bei deren Lösung beschreibt, und den ich hier in Ausschnitten zitiere:

Ich war bis zum Alter von ca. 14 Jahren, bevor ich für Freunde/Freundinnen zugänglicher wurde, ein einsames Kind. Von materiell Notwendigem war ich mehr als genug umgeben, aber ebenso vom Nein echter Liebe. Lesend tauchte ich in andere Welten, in Biographien berühmter Menschen, verschlang Karl May in der zeitweisen Vorstellung, am Marterpfahl zu stehen und jeden Schmerz zu ertragen, dann wieder in das Bild des draufgängerischen, kämpfenden Cowgirls, das ohne Angst auf dem Pferd durch die Prärie stürmte. Letzteres gab mir Stärke.
Mein Erwachsenenleben war jahrelang von Depressionen und neurotischen Ängsten geprägt. Als ich von meiner Geburtsstadt, die für mich Kleinstadtmief und bösartigen Klatsch bedeutete, nach Berlin, in die anonyme Großstadt zog, ging es mir vorübergehend besser, bis die Schlange »Angst« wieder von mir Besitz ergriff. […]

LEERE …

spät aufstehen, Essanfälle im Wechsel mit Essensverweigerung, Angstzustände in einer Stärke, wie ich sie dachte, nie mehr erleben zu müssen, Beruhigungsmittel, wieder zu viel Alkohol … ein Nichts, von kurzem Lichtflackern ganz selten durchbrochen. Die Zuwendung und Hilfsbereitschaft meines Lebenspartners nahm ich kaum mehr wahr, konnte nur selten mit ihm aus dem Haus gehen. Frühjahr und Sommer waren gleichgültig geworden, obwohl ich ein »Lichtmensch« bin. Es herrschte nur Dunkel um mich. An Therapeuten glaubte ich nicht mehr, dachte manchmal sogar, die These meiner Mutter stimme, dass ich Angst und Depression von ihr geerbt hätte.

Plötzlich spürte ich ein Kribbeln, einen Drang, wieder etwas zu tun. Und ich erkannte, ich wollte wieder etwas lesen. Nicht mehr nur nichtssagende Zeitschriften, nein, etwas, was mich berührte. Ich schleppte mich zu meinen Bücherregalen und suchte ... suchte nach Verwandtem, nach Büchern von Frauen, die ähnliche Leiden durchlitten hatten wie ich und – vielleicht – einen Ausweg gefunden hatten. Aber auch das Ausweglose war leichter Balsam; ich fühlte mich weniger alleine. [...]

Das Kämpfen war es, was mich zu interessieren begann. Ich fing an, gesünder zu leben um einer besseren Konzentration willen, und las nach Klaus Manns Romanen die Werke anderer Exilautoren wie Feuchtwanger, Brecht, Werfel, Heinrich und Erika Mann, Hilde Domins Exilgedichte und vieles andere mehr. Wieder fühlte ich Wut, Trauer, Verzweiflung, diesmal über die Schicksale anderer Menschen. Schon immer war ich gegen Faschismus gewesen, doch jetzt konnte ich mit dem Verhalten und den Gefühlen der Betroffenen mitgehen, entdeckte, dass es auch Frauen gab, die alleine, ohne Mann, mit dem Exil fertiggeworden sind. Nach den aufwühlenden negativen Gefühlen begann ich die Kraft zu spüren, die aus diesen Büchern sprach, eine Kraft, von der kleine Teile sich auf mich übertrugen. Mehr und mehr sah ich, dass tatenloses Zusehen allem Schlimmen gegenüber völlig sinnlos ist. Ich spürte, dass ich lebte, und mich ließ die Überlegung nicht mehr los, dass dieses Leben auch einen Sinn haben müsste.[17]

Literatur gegen Ohnmacht und Verzweiflung

Beinahe jede literarische Form hat das Potential, wie eine Initialzündung zu wirken und den depressiven Menschen wieder zu sich selbst und in Beziehung mit dem Leben zu bringen. Besonders Biographien und biographische Romane sind hier zu empfehlen und haben die Kraft, zu ersten kleinen Schritten aus der Ausweglosigkeit zu motivieren und zu mobilisieren.

Ein Buch, das exemplarisch die große Not eines verzweifelten Menschen beschreibt, der dabei ist, sich selbst zu verlieren, ist

»Die Farbe Lila« von ALICE WALKER. Auch wenn dem Regisseur Steven Spielberg eine wunderbare Verfilmung des Romans gelang, die wahrscheinlich den meisten besser bekannt ist, so ist das Buch dem Film in therapeutischer Hinsicht weit überlegen.

Es ist die bewegende Geschichte von Celie, einer jungen Schwarzen, die von Geburt an zur Anpassung verurteilt ist. Von ihrem Vater jahrelang vergewaltigt und später zu einer Ehe mit einem Mann gezwungen, den sie nicht liebt, lebt sie ein Leben, in dem sie selbst fast gar nicht vorkommt und das trostloser nicht sein kann. Schreiben und Lesen werden für Celie in dieser hoffnungslosen Situation, neben der Freundschaft zu der Sängerin Shug Avery, zum Überlebensmittel und schließlich zur Rettung. Denn in ihrer Auswegloskeit schreibt sie Briefe an Gott, der – nach der gewaltsamen Trennung von ihrer Schwester Nettie – ihr einziger Ansprechpartner ist und dem sie ihr unermessliches und unerträgliches Leid anvertrauen kann. »So lang ich nur G-o-t-t buchstabieren kann, hab ich ja noch jemand«[18], schreibt sie in einem ihrer verzweifelten Briefe.

Diese Briefe sind erschütternde Hilferufe eines einsamen Menschen, der, wie in einem Käfig gefangen, sein Dasein fristet und wie bei lebendigem Leib begraben ist. Aber sie sind noch mehr, denn mit dem Schreiben und später mit dem Lesen der Briefe, die sie von ihrer Schwester bekommt, kommt Celie langsam wieder zurück ins Leben und *buchstäblich* zu sich selbst. Mit den Briefen beginnt eine Auferweckung von den Toten, die nicht weniger wunderbar ist als die, von der in der Bibel berichtet wird. Wort für Wort, Satz für Satz macht Celie sich auf den Weg zu sich selber, beginnt sich zu entdecken und zu entwickeln und wird sich langsam der eigenen Würde und der Einmaligkeit und Einzigartigkeit der eigenen Person bewusst.

»Die Farbe Lila« ist ein großartiges Stück der Weltliteratur, das trotz der traurigen und bedrückenden Lebensrealität, die es schildert, eine antidepressive und lebensmotivierende Wirkung verbreitet. Sicher ist es kein Buch, das man mitten in einer depressiven Phase lesen sollte, aber es kann beispielsweise hilfreich sein bei der Aufarbeitung von Depressionen, die in biographischen Erlebnissen oder in familiären Strukturen ihre tiefere Ursache haben. Der Roman von ALICE WALKER vermittelt Kraft und ermutigt den Leser, Krisen und Schicksalsschläge zu überstehen und durchzuhalten, weil es im Hintergrund immer um das große menschliche Thema der Selbstfindung geht. Dass dabei manchmal einfache Worte, die wir schreiben oder lesen, eine so wichtige, ja entscheidende Rolle spielen, ist wirklich erstaunlich und mehr als bemerkenswert ...

Am Leben wieder anknüpfen

Will der Mensch zu seinem Selbst,
will er zu sich kommen,
so führt der Weg über die Welt.

VIKTOR E. FRANKL

Der andere rettende Weg zu sich selbst und zum Leben geht über die Welt. Auch dieser Zugang ist in der Depression verstellt und verbaut, und es ist nicht einfach für den Menschen, wieder in Kontakt mit dem Leben zu kommen. Es scheint, als würde die Welt immer kleiner und enger und als bestünde eine unsichtbare Grenze, die es dem Depressiven unmöglich macht, sie zu überschreiten und ins freie Leben zu gelangen. Das ausweglose Gefühl hat keiner so prägnant beschrieben wie **FRANZ KAFKA** in einer kurzen Geschichte:

»Ach«, sagte die Maus, »die Welt wird enger mit jedem Tag. Zuerst war sie so breit, dass ich Angst hatte, ich lief weiter und war glücklich, dass ich endlich rechts und links in der Ferne Mauern sah, aber diese langen Mauern eilen so schnell aufeinander zu, dass ich schon im letzten Zimmer bin, und dort im Winkel steht die Falle, in die ich laufe.« – »Du musst nur die Laufrichtung ändern«, sagte die Katze und fraß sie.[19]

Zum Glück sind die Lebensbedingungen in Wirklichkeit ganz selten so tragisch und so ausweglos wie in dieser Fabel. Dennoch haben depressive Menschen das Gefühl, dass die Lage aussichtslos ist, weil der eingeengte und getrübte Blick in der Depression sie verzweifeln und resignieren lässt. Auch in der kleinen Geschichte von **KAFKA** wird beim genaueren Hinsehen deutlich, dass wir es hier nicht mit einer objektiven Schilderung der Lage durch einen neutralen Betrachter zu tun haben.

»Die Welt wird enger«, sagt bezeichnenderweise die Maus selbst. Sie sieht auch nicht und denkt nicht in ihrer Lage und in ihrer Angst daran, dass es vielleicht noch andere Alternativen oder andere Lösungen gibt: dass sie sich selbst anders verhalten könnte oder dass die Falle womöglich nicht mehr funktioniert oder dass die Katze vielleicht schon alt und blind ist. Für sie ist es von vornherein aussichts- und hoffnungslos. Hat die Geschichte deshalb einen schlechten Ausgang für sie …?

Wahrscheinlich wissen Sie aus eigener Erfahrung, wie schwierig es ist, in der depressiven Krise die Situation, in der man steckt, zu überblicken. Es ist fast unmöglich, allein und ohne Hilfe von außen die eigene Lage zu analysieren und zu verstehen. Und noch unmöglicher erscheint es, eine Lösung zu finden.

Neben einem guten Gespräch kann ein gutes Buch hier wertvolle Hilfe leisten und heilsam wirken. Literatur vermag aus der tatsächlichen, vor allem aber aus der vermeintlichen Enge des eigenen Denkens und der eigenen Vorstellungen zu befreien und den Menschen über das Labyrinth des eigenen Lebens zu erheben. Sie kann Perspektiven eröffnen, Horizonte erweitern und auf Auswege aufmerksam machen, die man in der Not und Bedrängnis der Depression nicht wahrnimmt. Jedes Wort kann ein Anfang sein, jeder gelesene Satz kann helfen, am Leben wieder anzuknüpfen und den Menschen zum Dialog und zur Begegnung mit der Welt und mit dem Leben zu bringen.

Die Selbsttranszendenz

Die Selbsttranszendenz, einer der zentralen Begriffe der Logotherapie VIKTOR E. FRANKLs, ist die Fähigkeit des Menschen, aus sich selbst herauszutreten und sich einer Sache oder einem anderen Menschen hinzugeben. Sie gehört zu einem normalen Leben und zum Wesen des Menschen wie selbstverständlich dazu, aber in der Depression verarmt und verkümmert sie und das Leben verliert damit eine ganz wesentliche Qualität. Doch diese Fähigkeit kann durch Lesen wieder zum Leben erweckt werden.

Die Lektüre kann die Selbsttranszendenz mobilisieren und den Leser motivieren, aus sich selbst und aus dem Gefängnis der Depression herauszukommen. Indem sie die Aufmerksamkeit des Lesers nach außen, in die Welt lenkt, kann sie aus der passiven, abwartenden, lähmenden und letztlich Angst machenden Haltung zur Offenheit provozieren und dazu ermutigen, das Leben wieder zu suchen und es zu wagen.

Um es mit einem Bild zu beschreiben: Beim Therapeutischen Lesen geht es darum, den traurigen und gesenkten Blick des depressiven Menschen wieder nach oben zu richten, ihn selbst als Mensch aufzurichten und ihn hinaus nach draußen in die Welt, da wo das Leben ist, zu schicken. Gewissermaßen gilt es, nicht nur seine äußeren Sinne, seine Augen und Ohren, sondern vor allem sein Herz zu öffnen und ihn zum Leben und zum Wertvollen im Leben wieder hinzuführen.

Dieses Rettungsseil, das die Literatur den Menschen zuwirft, die durch das dunkle Tal der Depression gehen, ist in seiner Wirkung einmalig und einzigartig. Denn die therapeutische Hilfe geschieht beim Lesen einfach nebenbei und indirekt und vor allem ohne Druck und Müssen. Im Gegensatz zu dem, was Depressive immer wieder von gut meinenden Verwandten oder Freunden zu hören bekommen, wie »Nimm dich zusammen!« oder »Lass dich nicht so gehen!«, ist Lesen behutsam und wirkt sanft. Dadurch kann es leichter zu einer heilsamen Veränderung und zu einer Rückkehr ins Leben kommen.

Im Zusammenhang mit der Selbsttranszendenz könnten wir von einer zweifachen Wirkung des Lesens sprechen. Zum einen können Bücher den depressiven Menschen in die Welt bringen, ihn im wahrsten Sinne des Wortes *bewegen* und zum Herausgehen ermutigen. Beispielhaft für diese therapeutische Wirkung der Literatur sind die klassischen Märchen. Sie lehren uns immer wieder, dass das eigentliche Leben erst mit dem Auszug in die Welt beginnt und dass es nur gelingen kann, wenn wir von uns selbst absehen und uns anderen Menschen oder Dingen zuwenden.

Zum anderen kann die Lektüre dem Depressiven die Welt und das Leben wieder näher und ihn in Berührung damit bringen. Gut geeignet dafür sind Texte, die auf Wertvolles im Leben hinweisen und zu den Werten hinführen und die den Menschen dazu bringen, sich selbst zu öffnen, um über das Erleben den Wert des Lebens neu zu entdecken und zu spüren.

Wenn in der Depression das Licht und die Farben des Lebens verstellt sind, kann die Literatur uns an sie erinnern und uns zu ersten zaghaften Versuchen animieren, wieder am Leben teilzuhaben. Sie kann helfen, uns an verlorene oder verloren geglaubte Werte wie den Wert der Freundschaft, der Familie oder der Natur zu *entsinnen* und uns selbst zu *besinnen* und damit dem Sinn des Lebens wieder näher zu kommen.

Ein schönes Beispiel für diese bibliotherapeutische Funktion fand ich vor vielen Jahren in einer Biographie über PETER TSCHAIKOWSKI. Der große russische Komponist, der zeitlebens unter schweren Depressionen und Ängsten litt, berichtete seinem Bruder Modest von einem Naturerlebnis, das ihn sehr berührt und ihn zugleich mit neuem Lebensmut erfüllt hatte:

Vor einer Stunde gab es eine Minute, […] in der ich inmitten des an den Garten grenzenden Weizenfeldes von der Schönheit der Natur so überwältigt war, dass ich auf die Knie fiel und Gott für die ganze Tiefe der empfundenen Glückseligkeit dankte. Ich befand mich auf einer kleinen Anhöhe. Nicht weit von mir war mein aus dichtem Grün hervorschauendes kleines Haus zu sehen. In der Ferne erstreckten sich von allen Seiten her Wälder, die sich über Hügel ausbreiteten. Hinter dem Fluss lag das Dorf, von wo liebliche ländliche Klänge, bestehend aus Kinderstimmen, dem Blöken von Schafen und dem Brüllen heimkehrender Kühe zu mir drangen. Im Westen ging prachtvoll die Sonne unter, und auf der entgegengesetzten Seite war schon Vollmond. Überall umgab mich Schönheit und Weite! Ach, was gibt es im Leben doch für Augenblicke – um ihretwillen kann man alles vergessen![20]

Genauso wie die originäre und echte Erfahrung kann auch das Lesen solcher und ähnlicher Texte dazu führen, dass wir wieder den Hauch des Lebens spüren und eine Sehnsucht in uns anfängt, still und unsichtbar zu wirken. Über die Worte und vor allem über die Gefühle, die bei der Lektüre entstehen, kommt es zu einer Begegnung mit der Welt, die in der Depression manchmal so fremd und so weit entfernt erscheint wie ein ferner Kontinent, den man erst nach langer Irrfahrt wiederentdeckt. Gute Literatur kann vergessene und verschwundene Seiten des Lebens wieder näher bringen und die schwierige und verlorene Beziehung zum Leben wiederherstellen.

Das Wertsehen

Die Lektüre kann aber noch eine andere heilsame Veränderung bewirken, die in therapeutischer Hinsicht von großer Bedeutung ist. Lesen ist auch eine gute Sehhilfe. Es lehrt sehen, lehrt genauer zu schauen und aufmerksamer zu sein und hilft so vom oberflächlichen und manchmal begrenzten Blick zu einer tieferen und sensibleren Sehweise zu gelangen. Diese Art der Sichtverbesserung ist ein ausgezeichnetes Mittel gegen die Wertblindheit und die Selbstentwertungstendenzen, die zu den typischen Erscheinungen vieler Depressionen gehören.

Denn Depressive verlieren nicht nur den Blick und den Sinn für das Gute und Wertvolle, sondern haben auch die destruktive Neigung, sich selbst und alles, was das Leben gut, schön und lebenswert macht, zu entwerten. Es ist viel mehr als nur Pessimismus und Schwarzmalerei, die viele von uns aus bestimmten Lebenssituationen gut kennen. In der Depression sind die Menschen wie abgeschnitten und getrennt von den guten Seiten des Lebens, und sie haben auch keinen Glauben und keine Hoffnung, dass sich irgendwann alles wieder ändert.

Weil die Literatur aber sowohl die Wirklichkeit des Lebens widerspiegelt als auch Gefühle und Emotionen weckt, kann es mit ihrer Hilfe gelingen, wieder in Beziehung mit dem Leben zu kommen und zum tieferen Sehen mit dem Herzen zu gelangen und damit wahrzunehmen, dass es Licht, Wärme und Farben gibt und das Leben wertvoll und lebenswert ist.

HILDE DOMIN, deren Lyrik immer wieder die Dimension der Tiefe berührt und wirklich zu Herzen geht, bringt diese therapeutische Wirkung der Literatur in einem kurzen Gedicht exemplarisch zur Sprache:

Im Regen geschrieben

Wer wie die Biene wäre,
die die Sonne
auch durch den Wolkenhimmel fühlt,
die den Weg zur Blüte findet
und nie die Richtung verliert,
dem lägen die Felder in ewigem Glanz,
wie kurz er auch lebte,
er würde selten
weinen.[21]

Es ist ein Gedicht, das wohl jeden, der die Poesie liebt, anspricht und bewegt, das aber wie für depressive Menschen geschrieben zu sein scheint. Wenn es doch möglich wäre, auch beim dunklen und wolkenverhangenen Himmel die Wärme der Sonne zu fühlen und daran zu glauben, dass es sie gibt, und wenn es gelänge, was auch im Leben kommen mag, nie die Richtung zu verlieren und immer den Weg zum Ziel zu finden, dann wäre vielleicht alles andere leichter zu ertragen und Verzweiflung und Resignation nur selten zu spüren. Das sind Worte, die trotz der vielen Konjunktive die Menschen in der Depression an eine ferne und vergessene Welt erinnern, aus der sie vertrieben wurden, und die zugleich Hoffnung und Zuversicht verbreiten, die sonst nirgendwo zu finden sind.

Was macht das Leben wirklich lebenswert?

Seelenkranker! Alle Rosen blühn,
warum bleibt dein Herz allein verdorrt?
Sonne lockt und tausend Quellen sprühn,
warum ist bei dir umsonst ihr Mühn?
AUS PERSIEN

Das Leben als lebenswert zu empfinden, ist für die meisten von uns etwas Selbstverständliches und kein Thema, mit dem wir uns täglich auseinandersetzen. Und doch gehört die Frage, was das Leben tatsächlich lebenswert macht, zu den wichtigsten unserer Existenz. Sie gewinnt vor allem im Alter und am Ende des Lebens eine besondere Aufmerksamkeit, wenn Menschen rückblickend ihr Dasein betrachten und über dessen Bedeutung für sich selbst und für andere reflektieren. Aber auch im Hintergrund des depressiven Geschehens ist diese Frage immer präsent und existentiell sehr bedeutsam.

Würden wir versuchen, diese Frage mithilfe logischer und rationaler Argumente zu lösen, hätten wir schnell ein paar objektiv richtige Antworten, die man vielleicht sogar durch statistische Erhebungen oder Studien belegen könnte. Aber kommt man wirklich einem lebenswerten Leben nur einen einzigen Schritt näher, wenn man *weiß*, welche Dinge es lebenswert machen? Dieses Vorgehen ist sicher kein gangbarer Weg für Menschen in der Depression und vor allem kein Ausweg aus ihrer eigenen engen Welt und aus ihrem verwirrenden Gedankengefüge, in dem sie gefangen sind. Ihr einziger Ausweg ist der Weg der Gefühle, der Intuition und des Herzens.

Genauso wichtig, wenn nicht wichtiger, als die äußeren Sinne zu öffnen und sie für Wertvolles in der Welt zu sensibilisieren, ist die innere Öffnung des Menschen. Das Herz zu öffnen, das heißt die Emotionalität wieder zuzulassen, wieder zu fühlen und zu spüren und sich berühren zu lassen, ist die eigentliche Essenz des Lebens und Erlebens. Nur wenn wir eine emotionale Verbindung zum Leben und zu uns selbst haben, können wir das Leben als erfüllt und als lebenswert erleben und erfahren.

Das Lesen selbst ist ein emotionales Erlebnis und kann wie kaum ein anderes Medium die Emotionalität und die Intuition ansprechen sowie einen Resonanzboden schaffen für Wertvolles in uns selbst und in der Welt. Das wiederum kann die Begegnung und die Berührung mit den Werten wieder ermöglichen, die in der Depression gar nicht stattfinden oder unmöglich sind. Gerade der depressive Mensch, der in einer eigenen Welt lebt und sich zunehmend zurückzieht und verschließt, braucht eine Hilfe bei der emotionalen Öffnung zum Leben.

Am besten geeignet dafür sind Texte, die mit einfachen Bildern und Symbolen das Herz und die Tiefendimension des Menschen erreichen. Neben Märchen hat vor allem die Poesie diese so existentiell wichtige Wirkung auf uns. Aus vielen Gedichten strömt unsichtbar eine sanfte Kraft, die uns zu uns selbst bringt, die uns zentriert und *er-innert* und uns wesentlich werden lässt. Gedichte lesen ist nicht jedermanns Sache, aber jeder Mensch bedarf der Poesie. Sie ist die Sprache der Seele und die Musik der Worte. Überall, in jeder Art von Literatur kann sich die Seele wiederfinden, aber in der Poesie ist sie zu Hause. Deshalb sind Gedichte in Zeiten der seelischen Not so wertvoll und so kostbar.

Aus der großen Fülle der Poesie, die uns emotional ansprechen und zum Leben ermutigen kann, habe ich ein kleines Gedicht von ROSE AUSLÄNDER ausgewählt:

Manchmal
spricht ein Baum
durch das Fenster
mir Mut zu

Manchmal
leuchtet ein Buch
als Stern
auf meinem Himmel

Manchmal
ein Mensch,
den ich nicht kenne,
der meine Worte
erkennt.[22]

Spüren Sie nicht auch beim Lesen dieses Gedichtes ein wenig Hoffnung und ein besseres Lebensgefühl? In der Dunkelheit und Einsamkeit der Depression können solche Worte Lichtblicke sein und wie ein Wunder wirken. Sie erinnern uns, wenn wir an nichts mehr glauben und nichts mehr hoffen, daran, dass das Leben trotz allem lebenswert ist, dass es Bäume gibt, die Trost und Mut spenden, und Bücher, die wie Sternenlicht leuchten, aber auch Menschen, die durch einfache Worte zueinanderfinden.

Wenn wir in der Depression innerlich zu erfrieren drohen und emotional erstarren, kann die Poesie die vereisten Gefühle wieder zum Leben erwecken und wie ein warmer Südwind im Frühling die Kälte aus der Seele vertreiben und das Ende des Winters ankündigen.

Fredericks großartige Entdeckung

Auch viele Märchen und so manche einfache Kindergeschichte verfügen über diese wunderbare und Leben spendende Kraft, die uns Menschen wieder buchstäblich von den Toten auferstehen lässt. Sie machen deutlich, was im Leben wirklich *wichtig und wesentlich* ist, und vor allem, dass unser eigentlicher Wert nicht darin liegt, was wir leisten oder was wir *haben*, sondern einzig und allein darin, was wir *sind*. Das ist eine tiefe Wahrheit, die vielen depressiven Menschen unbekannt ist oder die sie im Laufe ihres Lebens vergessen haben.

Ein schönes Beispiel dafür ist das kleine Büchlein »Frederick« von LEO LIONNI. Es ist wahrlich eine Geschichte nicht nur für Kinder, denn sie birgt mehrere therapeutische Elemente in sich, die im Zusammenhang mit der Depression eine wichtige Rolle spielen.

Wir werden uns daher in diesem, aber auch noch in einem weiteren Kapitel von Frederick inspirieren lassen. Doch zunächst sollten wir die kleine Maus in aller Ruhe kennen lernen.

In einer alten Steinmauer, die nahe einer Scheune und eines Kornspeichers stand, wohnte eine Familie der Feldmäuse. Als der Sommer zu Ende ging und der Herbst immer näher rückte, begannen die kleinen Mäuse, Vorräte für den bevorstehenden Winter zu sammeln. Alle arbeiteten fleißig und sammelten Körner, Nüsse, Weizen und Stroh – nur Frederick nicht. Frederick tat scheinbar gar nichts und träumte nur vor sich hin. Doch in Wirklichkeit sammelte auch er, und zwar etwas, was für ihn noch wichtiger war als alle Essensvorräte ...

Als nun der Winter kam und der erste Schnee fiel, zogen sich die fünf kleinen Feldmäuse in ihr Versteck zwischen den Steinen zurück. In der ersten Zeit gab es noch viel zu essen, und die Mäuse erzählten sich Geschichten über singende Füchse und tanzende Katzen. Da war die Mäusefamilie ganz glücklich! Aber nach und nach waren fast alle Nüsse und Beeren aufgeknabbert, das Stroh war alle, und an Körner konnten sie sich kaum noch erinnern. Es war auf einmal sehr kalt zwischen den Steinen der alten Mauer, und keiner wollte mehr sprechen. Da fiel ihnen plötzlich ein, wie Frederick von Sonnenstrahlen, Farben und Wörtern gesprochen hatte. »Frederick!«, riefen sie, »was machen deine Vorräte?« »Macht die Augen zu«, sagte Frederick und kletterte auf einen großen Stein. »Jetzt schicke ich euch Sonnenstrahlen. Fühlt ihr schon, wie warm sie sind? Warm, schön und golden?« Und während Frederick so von der Sonne erzählte, wurde den vier kleinen Mäusen schon viel wärmer. Ob das Fredericks Stimme gemacht hatte? Oder war es ein Zauber? »Und was ist mit den Farben, Frederick?«, fragten sie aufgeregt. »Macht wieder eure Augen zu«, sagte Frederick. Und als er von blauen Kornblumen und roten Mohnblumen im gelben Kornfeld und von grünen Blättern am Beerenbusch erzählte, da sahen sie die Farben so klar und deutlich vor sich, als wären sie aufgemalt in ihren kleinen Mäuseköpfen.[23]

Der einfache, aber sehr bildreiche und berührende Text ist voller Poesie und Gefühle und lädt ein, gedanklich bei ihm zu verweilen und das eigene Leben zu reflektieren. Es sind einige wesentliche und therapeutisch relevante Momente in dieser Geschichte verborgen und sie können für den depressiven Menschen von Bedeutung sein.

Da ist zunächst die Frage, was zählt im Leben wirklich und was macht es eigentlich lebenswert? Wovon leben wir Menschen, was gibt uns Halt, wenn alles andere im Leben verloren oder in die Brüche geht? Was rettet uns vor dem Erfrieren in den Winterzeiten des Lebens und wo gibt es dann *Lebens-Mittel*, wo gibt es Farben, Sonnenstrahlen, Wörter, die uns überleben lassen?

Für die kleine Maus Frederick, die voller Lebensweisheit steckt und von der man Wichtiges lernen kann, ist die Antwort ganz einfach: Zum Leben braucht man mehr als nur etwas zum Essen. Nur echte Lebenswerte sind tatsächlich *lebenswert* und wirklich von Dauer, und sie bestehen auch in Zeiten der Not. Und zu diesen tragenden und Leben rettenden und bewahrenden Dingen gehören auch Worte, gehören Literatur und Bücher, die gerade in Krisenzeiten so unentbehrlich und kostbar sind.

Die Geschichte sagt das aus, was Menschen in der Depression ohnehin schon spüren und ahnen. Denn spätestens in der Krise wird für viele all das, was sie leben und tun, was sie für wichtig und notwendig halten, fraglich und *fragwürdig*. Was soll das Ganze, wozu eigentlich all das, womit ich mich tagtäglich plage und worum ich mich sorge? Ist es das, worum es mir *eigentlich* geht? Sind das die Werte, für die ich leben will und die Lebensinhalte, die mein Leben *erfüllen* und *lebenswert* machen?

Auf der anderen Seite wird in der Depression oft mit einem Mal deutlich, was unserem Leben fehlt und was unbedingt gelebt werden sollte. Das, was bisher vernachlässigt und unterbewertet war, wird plötzlich lebenswichtig und wertvoll. Aber auch das Verlorene, Verletzte und Zerbrochene in uns und in unserem Leben will wiedergefunden, überwunden und geheilt werden.

Was da geschieht, ist eine längst fällige Neubewertung der tragenden Säulen unseres Daseins, das nach Neuorientierung und nach neuen Antworten verlangt. Und die schwarze Dame bedrängt uns mit Fragen und mit allen ihr zur Verfügung stehenden Mitteln, uns der Aufgabe zu stellen und dem Leben zu antworten.

Die Geschichte von Frederick gehört zu der Art von Literatur, die nicht allzu schnell beruhigt oder billig vertröstet, sondern die uns die Augen aufmacht für das Wesentliche im Leben. Sie hat eine elementare »Scheibenwischerfunktion«, die für klare Sicht sorgt, wenn es um existentiell wichtige Dinge geht. Damit hilft sie zu erkennen, was im Leben wirklich lebenswert ist und wofür es sich nicht nur zu leben, sondern auch Krisen zu überstehen und zu überwinden lohnt.

Die Weisheit des kleinen Prinzen

Eine ähnlich heilsame Wirkung hat das Buch »Der kleine Prinz« von ANTOINE DE SAINT-EXUPÉRY, das zu den Klassikern bibliotherapeutischer Literatur gehört. In seinen vielen Begegnungsgeschichten ist eine tiefe Lebensweisheit verborgen und die Frage, was das Leben sinnvoll und lebenswert macht, zieht sich wie ein unsichtbarer Grundgedanke durch das berühmte Werk des französischen Autors. Die Begegnung des kleinen Prinzen mit dem Fuchs, die hier in Ausschnitten wiedergegeben wird, erinnert an einen der kostbarsten Werte, die wir Menschen besitzen und der sich vor allem in Zeiten der Krise als solcher erweist: die Freundschaft.

»Wer bist du?«, sagte der kleine Prinz. »Du bist sehr hübsch …«
»Ich bin ein Fuchs«, sagte der Fuchs.
»Komm und spiel mit mir«, schlug der kleine Prinz vor. »Ich bin so traurig …«
»Ich kann nicht mit dir spielen«, sagte der Fuchs. »Ich bin noch nicht gezähmt!«
»Ah, Verzeihung!«, sagte der kleine Prinz.
Aber nach einiger Überlegung fügte er hinzu:
»Was bedeutet das: ›zähmen‹?« […]
»Das ist eine in Vergessenheit geratene Sache«, sagte der Fuchs.

»Es bedeutet: sich ›vertraut machen‹.«

»Vertraut machen?«

»Gewiss«, sagte der Fuchs. »Du bist für mich noch nichts als ein kleiner Knabe, der hunderttausend kleinen Knaben völlig gleicht. Ich brauche dich nicht, und du brauchst mich ebenso wenig. Ich bin für dich nur ein Fuchs, der hunderttausend Füchsen gleicht. Aber wenn du mich zähmst, werden wir einander brauchen. Du wirst für mich einzig sein in der Welt. Ich werde für dich einzig sein in der Welt …«

»Ich beginne zu verstehen«, sagte der kleine Prinz. […]

»Man kennt nur die Dinge, die man zähmt«, sagte der Fuchs. »Die Menschen haben keine Zeit mehr, irgendetwas kennen zu lernen. Sie kaufen sich alles fertig in den Geschäften. Aber da es keine Kaufläden für Freunde gibt, haben die Leute keine Freunde mehr. Wenn du einen Freund willst, so zähme mich!«[24]

Die Weisheit, die der Fuchs den traurigen kleinen Prinzen lehrt, ist eine elementare Lebenswahrheit, die jedem von uns zu einem erfüllten Leben verhelfen kann, aber sie kann besonders Menschen in der Depression einen Ausweg aus ihrem Leid und ihrer Not weisen: Erst das, was wir uns »vertraut machen« und wofür wir uns öffnen, erwacht wirklich zum Leben, wird lebendig und beendet die Einsamkeit und die damit verbundene Traurigkeit, die uns vom Leben trennen.

Es ist eine sanfte Aufforderung und Ermutigung, sich auch in Krisenzeiten nicht zu verschließen und in der eigenen engen Welt zu verstecken, sondern immer und immer wieder zu versuchen, in Beziehung mit der Welt und den anderen zu bleiben. Denn gerade in der Krise sind Familie, gute Freunde und ein begegnungs- und beziehungsreiches Leben die Werte, auf die es ankommt und die manchmal den einzigen Lebensgrund bilden, der noch trägt und der Halt gibt.

Der Wert der Muße

Es gibt kahle, stille Strecken in meinem Leben.
Dies sind die freien Plätze, die meinen
geschäftigen Tagen Licht und Luft gaben.
RABINDRANATH TAGORE

Ein großes und zugleich vielschichtiges Thema der Depression ist der gewaltige Druck, der auf depressiven Menschen lastet und der so charakteristisch für das depressive Erleben ist, dass er sogar dem Phänomen Depression (von lateinisch *deprimere:* »niederdrücken«) den Namen gab.

Es ist in der Regel ein doppelter Druck, der in der Depression unbarmherzig herrscht und seine kraftraubende Macht entfaltet. Zu dem äußeren Leistungsdruck, den es ohne Zweifel in unserer heutigen Gesellschaft reichlich gibt und mit dem man auch lernen muss, richtig umzugehen, kommt noch der innerer Druck, zu genügen, gut genug zu sein, nein, möglichst besser zu sein als andere. Denn nur dann, so die depressive Denkweise, ist man wirklich gut, gemocht und anerkannt und verdient wirklich Wertschätzung.

Die Depression, die hier zum großen Teil auch eine Art *Selbstpression* ist, entpuppt sich so in vielen Fällen als typische Folgeerscheinung und Krankheit der modernen Leistungsgesellschaft. Hier herrscht in vielen Bereichen ein depressionsgünstiges Klima, das die Entstehung der Depression fördert und sie zu einem beinahe schon chronischen und weitverbreiteten Leiden macht. Ähnlich wie in der Meteorologie handelt es sich hierbei um eine Art »Tiefdruckgebiet«, das seinen Namen mehr als zu Recht trägt, sich negativ auf Leib und Seele auswirkt und keinem Hoch die Chance lässt, für eine Wetteränderung zu sorgen. Und doch sind nicht alle Menschen für diese bedrückenden Klimabedingungen anfällig und leiden nicht unter ihren Folgen. Denn hinzu kommt in den meisten Fällen noch eine innere Disposition, die in der Persönlichkeit und der Lebensgeschichte der Betroffenen begründet ist und die erst zu der depressiven Reaktion führt.

Dieser doppelte Druck macht den depressiven Menschen das Leben so schwer, so mühsam und so unerträglich, dass sie kaum mehr leben mögen und dieses Lebens überdrüssig sind. Gleichzeitig scheint es ihnen, dass es keine anderen Alternativen gibt und es nahezu unmöglich ist, aus dieser Falle herauszufinden. Und doch befindet sich einer der Schlüssel, der die Tür zum Leben wieder öffnen kann – ohne dass es ihnen bewusst ist –, in ihrem Besitz.

Aber Depressive ahnen und wissen nichts davon. Das Leben ist für sie tatsächlich schwer, und nichts ist einfach, und – davon sind sie fest überzeugt – es *muss* wohl so sein und sie selbst *müssen* so sein und können nicht anders. Dieses unsichtbare »Muss-Prinzip«, dem sie glauben folgen zu müssen, unterwandert wie ein Krebsgeschwür alle Bereiche des Lebens. Das Dürfen und das Wollen liegen nicht im Bereich des Möglichen und werden gar nicht wahrgenommen. Ob im Beruf oder privat, es ist eine Lebenseinstellung, in der alles, aber auch wirklich alles Druck erzeugen und belasten kann. Als wäre es ein zwingendes Lebensmotto oder ein innerer Befehl, dem man unbedingt gehorchen muss und der immer und überall absolute Priorität hat. Hier sind die tragenden Säulen vieler Depressionen zu finden, auf denen mit leuchtenden Buchstaben geschrieben steht: *Man muss, man muss …!*

Wenn es beispielsweise um den Umgang mit dem Leistungsdruck bei der Arbeit geht, könnten wir ganz grob und stereotyp zwei Gruppen von Menschen unterscheiden: Die einen *können* es gut; sie können ihr Arbeitspensum gut einteilen, können gut planen, managen, auch mal Ruhepausen einlegen. Nur langsam und der Reihe nach, und morgen ist auch noch ein Tag. Auf diese Weise kommen sie gar nicht oder nur ganz selten unter Druck.

Die anderen können es nicht, sondern sie *müssen*. Mit ihrer »Muss-Mentalität« fügen sie dem äußeren Druck noch den eigenen inneren Druck hinzu: Sie versuchen alles auf einmal, versuchen es möglichst gut, am besten sogar perfekt und dazu möglichst noch schnell zu schaffen und sind so in der Tat *schnell* überfordert und mit ihrer Kraft am Ende.

Es ist ein Gefühl, das kaum jemand so gut kennt wie der depressive Mensch: Die Arbeit wartet nicht auf ihn, sondern sie türmt sich bedrohlich vor ihm auf und wird zu einem unüberwindbaren Berg, den er allein bewältigen *muss*. Weit und breit immer nur Arbeit und Pflicht und Erwartungen anderer und all das anscheinend ohne Ende. Die gesunde Spannung zwischen Sein und Sollen, die jeder von uns kennt und die wichtig ist, um das Leben sinnvoll zu gestalten, ist für den Depressiven oft nicht zu ertragen und wird als riesige und unüberwindbare Kluft erlebt. Wie kann man mit diesem Druck umgehen, wie mit dieser Lebenseinstellung mit der Arbeit und mit dem Leben jemals fertigwerden?

Außenstehende und nicht betroffene Menschen haben keine Ahnung von der Not des Depressiven und damit keine Chance, dem anderen zu helfen. Sie verstehen nicht, wie man denn die Dinge so schwer nehmen kann und wieso all das, was für sie selbst noch gut zu handhaben ist, für die anderen nur noch Last und Druck bedeutet. Der gut gemeinte Rat »Nimm's nicht so schwer!«, den auch Sie bestimmt schon mal gehört haben, fruchtet nur selten und wird genauso selten befolgt. Aber Sie sollten ihn zumindest für sich selbst als Frage formulieren und annehmen: Warum nehme *ich* es so schwer, und warum macht *mir* immer alles so viel Druck?

Literatur, die entlasten kann

Kann die Literatur aus dieser Zwickmühle des eigenen Denkens befreien? Kann eine Geschichte oder ein Gedicht den Denkhorizont erweitern und die Denkbegrenzungen überwinden und sprengen, in denen Depressive gefangen sind, und sie so regelrecht von innen von der schweren Last und Bürde des Lebens befreien?

Erinnern wir uns noch einmal an die tiefsinnige Geschichte von LEO LIONNI. Die Lektüre von »Frederick« vermittelt ein Gefühl, das den Druck, der auf depressiven Menschen lastet, wegnimmt oder ihn zumindest leichter werden lässt. Die heilsame und entlastende Wirkung dieser Geschichte, die sich fast unbemerkt entfaltet, hat mit der eigenartigen Persönlichkeit und dem Charakter der kleinen Maus zu tun. Wer von Frederick wirklich lernt, muss einfach anders denken und die Wirklichkeit seines Lebens hinterfragen und überdenken.

Denn Frederick ist anders als wir alle. Er leistet nichts im herkömmlichen Sinn, er ist ein Außenseiter und Aussteiger in der Mäusegesellschaft und trotzdem oder gerade deshalb ist er so wichtig und so wertvoll. Und ist es nicht ein seltsamer und wunderbarer Zufall, dass er durch seine Art, durch sein Sosein sich selbst, aber auch die ganze Mäusefamilie rettet und vor dem Tod bewahrt?

Hier, in dieser einfachen Kindergeschichte geschieht eine Relativierung von Arbeit und Leistung, die in unserer Gesellschaft kaum wahrzunehmen ist und die gerade depressive Menschen lernen müssen. Es besteht kein Zweifel, die Arbeit ist natürlich ein wichtiger und wertvoller Bestandteil des Lebens, und schöpferisch tätig zu sein, etwas zu erschaffen und Erfolg zu haben, ist etwas Beglückendes und zutiefst Erfüllendes. Doch bei vielen Depressiven werden diese Werte überbewertet und geradezu »missbraucht«: Arbeit wird meist nur mit Leistung in Verbindung gebracht, und der Wert des Menschen wird allein durch sie definiert. Es entsteht ein Irrglaube, der vielen Depressionen zugrunde liegt: Ohne Arbeit, ohne Leistung verdiene ich nicht nur kein Geld, sondern keine Liebe, keine Anerkennung, keine Wertschätzung. Wer so denkt, für den reicht es nicht nur zu arbeiten, um zu leben, sondern er kann im Grunde nur dann leben, wenn er sich sein Dasein buchstäblich *verdient*.

Aber wenn es so ist, dass die Arbeit nicht, wie in dem bekannten Sprichwort, das halbe Leben ist, sondern wie bei vielen Depressiven noch mehr sein *muss*, weil sie die einzige Daseinsberechtigung darstellt – was bleibt dann noch übrig vom Leben? Welchen Wert hat dann das Leben ohne Arbeit und vor allem ohne Leistung? Und eine andere logische Frage ist folgerichtig und schließt sich daran an: »Wie viel *muss man* denn schaffen und leisten, damit es endlich *gut* ist und es endlich reicht?« Gleichzeitig braucht es keine große Vorstellungskraft, um zu erahnen, was passiert, wenn dieser einzige Wert, an den sich depressive Menschen halten und klammern, irgendwann wegbricht und verloren geht.

Die Muße neu entdecken

Die nachdenkliche Geschichte von Frederick erinnert an den hohen Wert der Muße, die heute in Vergessenheit geraten ist und die es wiederzuentdecken gilt. In einer Zeit, in der Geschwindigkeit und Eile fast alle Bereiche des Lebens dominieren, scheint verloren gegangen zu sein, dass die Zeit in Wirklichkeit nicht Geld, sondern Leben ist. In den neuen Medien lässt sich beinahe alles einfach und vor allem schnell finden, Waren, Informationen, Unterhaltung und jede Menge Spaß, aber nirgendwo wird uns hier Zeit und Muße geschenkt. Im Gegenteil, wir bekommen oft das paradoxe Gefühl, je schneller sich alles dreht, desto weniger Zeit haben wir eigentlich.

Es scheint, als wäre heute der für uns so altmodisch klingende Begriff Muße vergessen und auch das Phänomen selbst im digitalen Zeitalter verloren gegangen. In der modernen Gesellschaft gibt es keine Zeit für Muße. Als hätten wir Angst vor zu viel Zeit und Ruhe, jagen wir lieber von Termin zu Termin, leiden auch unter der allgegenwärtigen Zeitnot und Hektik und haben dann schließlich oft nicht einmal Zeit, um krank zu sein.

Depressive Menschen sind in dieser Hinsicht besonders betroffen und zugleich gefährdet. Zum einen, weil sie den Sinn für Erholung und Muße verloren haben, zum anderen, weil sie als »Muss-Menschen« häufiger als andere Opfer dieser allgemeinen Entwicklung des modernen »Zeitgeistes« sind. Denn gerade die Zeit ist für sie ein entscheidender Stressfaktor, gegen den sie wie gegen einen erbarmungslosen Diktator meistens erfolglos ankämpfen.

Depressive haben keine Zeit. »Der Stoff, aus dem das Leben ist«[25] und damit das Leben selbst, bleibt ihnen verwehrt und der Zugang zu der guten Zeit ist für sie verschlossen. Sie werden entweder von der Zeit festgehalten und erleben sie als unendliche und leere Langeweile oder werden von ihr gepeinigt und gejagt, als wären sie Sklaven, die zur Zwangsarbeit verurteilt wurden. Deshalb sollten gerade sie die Muße für sich neu entdecken und in ihr Leben und vor allem in ihr Denken hereinlassen.

Der alte Begriff Muße bedeutete ursprünglich »Gelegenheit oder Möglichkeit, etwas tun zu können«[26] und damit viel mehr als nur Untätigkeit oder Freizeit, wie wir es heute gemeinhin verstehen. Muße ist aber auch nicht Faulheit, Langeweile oder Müßiggang, der für viele immer noch aller Laster Anfang sein soll. Doch was ist eigentlich mit diesem Begriff gemeint?

Die Muße ist das Verweilen in der Zeit und in der Gegenwart. Es ist eine *gute* Zeit, in der nur scheinbar nichts geschieht. Denn in Wirklichkeit ist die Muße kein Stillstand des Lebens, sondern eine höchst produktive, schöpferische und erfüllte Zeit. In der Muße tut sich etwas unter der Oberfläche des Sichtbaren. Erst in der Muße kann der Mensch sich selbst und das Leben spüren, kann zur Ruhe kommen, in sich hineinhören oder einfach nur träumen. Gleichzeitig ist die Muße eine Erfahrung der Freiheit vom Müssen, aber auch vom Sollen und Wollen. Dafür entfalten das Dürfen und das Können ihre Flügel und bringen neue Lebensimpulse und ein neues Lebensgefühl. Und oftmals erwächst aus Muße auch etwas Gutes. Denn gut Ding will Weile haben, aber es braucht auch Muße, um zu entstehen.

Antike Philosophen als Lebenslehrer

SENECA, der bedeutendste Philosoph des alten Roms, behandelte immer wieder das Thema Muße in seinen Schriften. In dem Dialog »Die Kürze des Lebens«, aus dem das nachfolgende Zitat stammt, betrachtete er sie nicht nur als Ausgleich zum geschäftigen und aktiven Leben, sondern als *die eigentliche* Lebenszeit. Die Zeit für sich selbst, die Muße für die Besinnung und für die Reflexion des eigenen Lebens waren für ihn von einem unschätzbaren Wert und sollten daher täglich gesucht und nicht leichtfertig vertan werden.

Doch SENECA wusste auch von den anderen Dimensionen der Muße und davon, dass sie nicht ein endloses Ausruhen und tatenloses Dahinleben bedeutet, sondern dass sie für uns elementar wichtig ist.

Hinreichend hat sich in leiderfüllten, unruhevollen Zeiten deine Kraft erwiesen und bewährt. Erprobe nun, was sie in der Muße leistet! [...] Etwas von deiner Zeit nimm auch für dich! Ich will dich nicht zu träger, tatenloser Ruhe verlocken, nicht dazu, dass du im Schlaf und bei den Genüssen, die die Masse liebt, alle deine Energien erlöschen lässt. »Ausruhen« ist das nicht. Du wirst größere Aufgaben finden als die, die du schon tatkräftig erledigt hast. Mit ihnen kannst du dich in sicherer Zurückgezogenheit beschäftigen.[27]

Auch MARC AUREL, wie SENECA ein Anhänger der stoischen Lehre, plädierte für ein besinnliches, beschauliches und gelassenes Leben. Der Mensch sollte sich den wesentlichen Dingen des Lebens zuwenden und immer innere Gelassenheit bewahren, weil er dadurch zufriedener und mit »mehr Muße und weniger Unruhe«[28] leben könnte. In seinen »Selbstbetrachtungen«, die zu den größten Werken der Weltliteratur zählen und in denen sich die Kerngedanken seiner Lebensphilosophie finden, schreibt er:

Die Menschen suchen Möglichkeiten, sich zurückzuziehen: Aufenthalt auf dem Lande, an der See und im Gebirge; auch du hast dich daran gewöhnt, lebhaft nach solchen Ortsveränderungen zu verlangen. Aber all diese Unrast ist recht töricht. Du hast doch zu jeder beliebigen Stunde des Tages die Möglichkeit, dich in dich selbst zurückzuziehen! Es gibt ja nirgends eine ruhigere und ungestörtere Stätte, zu der ein Mensch flüchten könnte, als die eigene Seele, vor allem für den Menschen, der in seinem Innern die Werte trägt, deren Betrachtung ihm augenblicklich Erleichterung gewährt. Mit dieser Erleichterung meine ich nichts anderes als die Wiederherstellung des inneren Gleichgewichtes. Gönne dir also ständig diese stille Einkehr, und erneuere dich selbst![29]

Mag sein, dass für uns Menschen des 21. Jahrhunderts dieses Ideal der alten römischen Philosophen unerreichbar erscheint, aber wir sollten es zumindest versuchen. Wenn auch Sie das Gefühl haben, besonders gefährdet zu sein, in den diversen »Tiefdruckgebieten«

der heutigen Zeit unterzugehen, dann wären bewusste Mußestunden für Sie auf jeden Fall zu empfehlen. Sie werden auf diese Weise erfahren, dass wir nur mit Gelassenheit und Ruhe der allgemein zu spürenden Beschleunigung und dem Druck des modernen Lebens entgegenwirken können, die uns so schnell aus dem Gleichgewicht bringen oder sogar krank machen können.

Muße kann man nicht verschreiben oder erzwingen, aber jeder kann sie in seinem Leben finden und erfahren. Sie ist eigentlich nur eine Frage der Zeit. Lesen ist ein Hilfsmittel erster Wahl, um Zeiten der Muße, der Ruhe und der Entspannung für sich zu entdecken und in ihnen einzutauchen. Jedes gute Buch hat das Vermögen und die Macht, uns aus der ermüdenden Zeitmühle des Alltags zu entführen, aber auch die quälende depressive Langeweile in eine gute Zeit der Muße zu verwandeln.

Für mich hat diese Ruhe stiftende und Muße öffnende Funktion vor allem die Poesie. Sie hilft mir, besonders am Ende des Tages, den Trubel und den Lärm der Zeit zu vergessen und hinter mir zu lassen. Das schöne und nachdenklich stimmende Gedicht »Die Sternseherin Lise« von MATTHIAS CLAUDIUS gehört zu meinen Lieblingsgedichten, weil es eine Atmosphäre der Ruhe und der Muße verbreitet und mir hilft, den Blick für das Wesentliche im Leben nicht zu verlieren. Vielleicht kann es auch Ihnen dazu verhelfen, dass Sie nicht nur den Himmel, sondern auch das irdische Leben mit all seinen Problemen und Sorgen mit ganz anderen Augen betrachten …

Ich sehe oft um Mitternacht,
Wenn ich mein Werk getan
Und niemand mehr im Hause wacht,
Die Stern am Himmel an.

Sie gehn da, hin und her zerstreut
Als Lämmer auf der Flur;
In Rudeln auch, und aufgereiht
Wie Perlen an der Schnur;

Und funkeln alle weit und breit,
Und funkeln rein und schön;
Ich seh die große Herrlichkeit,
Und kann mich satt nicht sehn ...

Dann saget, unterm Himmelszelt,
Mein Herz mir in der Brust:
»Es gibt was Bessers in der Welt
Als all ihr Schmerz und Lust.«

Ich werf mich auf mein Lager hin,
Und liege lange wach,
Und suche es in meinem Sinn,
Und sehne mich darnach.[30]

Leben heißt auch schwach sein dürfen

Der Mensch, wenn er ins Leben tritt,
ist weich und schwach,
und wenn er stirbt,
so ist er hart und stark.
Die Pflanzen, wenn sie ins Leben treten,
sind weich und zart,
und wenn sie sterben,
sind sie dürr und starr.
Darum sind die Harten und Starken
Gesellen des Todes,
die Weichen und Schwachen
Gesellen des Lebens.
LAOTSE

Zu den charakteristischen Eigenschaften vieler depressiver Menschen gehören die hohen Ansprüche und Erwartungen, die sie an sich selbst stellen und die sie glauben erfüllen zu müssen. Sie wurden ihnen nicht in die Wiege gelegt, sind weder genetisch bedingt noch der Fluch einer bösen Fee, sondern sind ein Resultat der depressiven Persönlichkeitsstruktur, die sich über Jahre und Jahrzehnte gebildet hat und die einer Wucherung gleicht, die langsam, aber sicher das Leben erstickt. Diese inneren »Vorgaben«, von denen so vieles abhängt und die so vieles beeinflussen, machen pausenlos Druck und das Leben schwer und unfrei.

Wie sollen Menschen mit dieser *gehobenen* Lebenseinstellung mit der Realität des Lebens zurechtkommen, die niemals so vollkommen und so ideal ist, wie man sie sich wünscht? Wie kann und soll es gelingen, mit dieser anspruchsvollen Haltung mit all den Erfahrungen und Situationen umzugehen, die uns überfordern, die wir nicht meistern und vor denen wir kapitulieren müssen? Ist ein Leben, in dem man nicht schwach sein, nicht scheitern und nicht verlieren kann, überhaupt möglich und vor allem ist es noch lebenswert?

In der beraterischen Praxis, aber auch im Rahmen der Erwachsenenbildung begegnen mir immer wieder Menschen, die von ihren *druckvollen* und bedrückenden Verstrickungen berichten, die so typisch und kennzeichnend für viele Depressionen sind. Eine etwas ältere Teilnehmerin eines meiner Seminare zum Thema Depression erzählte vor einigen Jahren von ihren eigenen Erfahrungen und Erwartungen, die kaum höher und anspruchsvoller sein konnten. In ihrer Arbeit als Altenpflegerin drohte sie, wie sie sagte, am Helfersyndrom unterzugehen. Sie war nicht nur stets bemüht, alles richtig und korrekt zu machen, sondern »so gut zu sein wie Gott«. Diese hohe Anspruchs- und Erwartungshaltung überforderte sie nach kurzer Zeit und brachte sie beinahe an den Rand der Verzweiflung.

Irgendwann bekam sie von einer Heimbewohnerin, die ihr wohl ihre innere Not ansah, ein kleines »Engel-Gedicht« geschenkt. Das Gedicht brachte eine spürbare Entlastung ihrer Situation und eine wichtige Erkenntnis: »Da merkte ich endlich, ich muss nicht sein wie Gott, sondern darf auch schwach sein. Aber ich habe jetzt immer einen unsichtbaren Helfer an meiner Seite.« In der darauf folgenden Nacht träumte die Frau von ihrem verstorbenen Vater, der ihr zu verstehen gab, dass jetzt alles wieder gut sein wird. Und so war es auch.

Die Lebensphilosophie der Natur

Wer in der Depression in einem Netz aus eigenen und fremden Erwartungen gefangen ist, dem wird die Erkenntnis, dass er auch schwach sein darf, allein nicht ausreichen, und sie wird ihn wohl auch nicht immer erreichen. Vielleicht gelingt dies leichter, wenn wir einfach nur die Natur um uns herum etwas genauer betrachten und von ihr lernen.

Nicht nur im Kreislauf des Jahres gibt es verschiedene Jahreszeiten, die einander bedingen und ihren tiefen Sinn haben. Es gibt auch im Leben Herbst- und Winterzeiten, die genauso wichtig sind wie die Lebensphasen, in denen alles nach Plan und wie von selbst gut läuft. Und wie in der Natur ist es vielleicht jetzt auch für uns an der Zeit, uns zu sammeln, in uns zu gehen, Wesentliches vom Unwesentlichen zu trennen und vielleicht sogar nach Sinn und Bedeutung des Erlebten zu fragen und zu suchen.

Während in unserer heutigen Leistungsgesellschaft im Allgemeinen andere Maßstäbe gelten, ist diese Lebensphilosophie der Natur wesentlich sanfter und menschlicher als das, was wir alle tagtäglich erleben. Doch sie hat besonders für depressive Menschen eine heilsame und entlastende Botschaft, die therapeutisch sehr wirkungsvoll ist: Auch eine solche Zeit, in der du gerade steckst, *darf* im Leben sein. Du darfst auch schwach sein, darfst dich zurückziehen, weil auch das wichtig ist und vielleicht für dich in Zeiten der Krise geradezu *notwendig*.

Jeder von uns darf und womöglich sogar sollte auch mal anders sein, als andere es von ihm erwarten oder als seine eigenen Erwartungen es ihm vorschreiben: anders als nur gut funktionierender Arbeiter, zuverlässiger Partner oder immer hilfsbereiter Freund. Einfach einmal nur selbst sein und – auch mal schwach sein dürfen.

Doch auch wenn diese Erkenntnis etwas Selbstverständliches sein sollte, ist es in Wirklichkeit oft ganz anders. Denn im Leben schwach zu sein und die Schwäche zeigen zu dürfen, ist eine große Kunst, zugleich aber auch etwas, was zum normalen Menschsein dazugehört. Es befreit und öffnet und erlaubt dem Menschen, endlich ganz zu sein und sich ganz zu geben und zu zeigen, wie man wirklich ist.

Schwäche zu zeigen macht stark, gleichzeitig ist aber auch schwach sein zu dürfen ein Zeichen innerer Stärke. Und umgekehrt, die eigene Schwäche nicht zeigen zu dürfen und immer stark oder sogar perfekt sein zu müssen, ist bedrückend, krank machend und irgendwie fast schon unmenschlich. Hier lauert nicht selten die Gefahr, überfordert zu sein und in Depressionen zu verfallen.

Befreiende Lektüre

Die Literatur kann dazu verhelfen, dass wir uns selbst annehmen, so wie wir sind, dass wir eigene Schwächen zulassen und gerade in Zeiten der Krise lernen, ehrlich und authentisch zu sein. Die Kinderliteratur ist wohl die einzige Literaturart, in der schwach zu sein und Schwäche zu zeigen, als etwas ganz und gar Normales und Selbstverständliches gilt. Hier können wir Erwachsenen lernen und uns erinnern, wieder so zu sein, wie wir eigentlich sind, und alle Seiten unserer Persönlichkeit und unseres Wesens zu leben, als wäre es das Einfachste auf der Welt.

Viele alte Märchen verbreiten dieses gute Lebensklima und atmen den Duft der Freiheit und des Soseindürfens. In ihnen werden die Armen und die Schwachen oftmals als Vorbilder dargestellt und sie gehören am Ende zu den Gewinnern und gelangen zum Ziel. Die Märchen ermutigen, zu sich selbst zu stehen und auf dem eigenen Lebensweg zu bleiben, auch wenn das Leben manchmal nicht einfach ist und uns viele Hindernisse in den Weg stellt.

Auch in einigen zeitgenössischen Kindergeschichten gibt es noch eine Welt, in der der Mensch er selbst sein darf und Schwäche noch nichts Negatives oder Schlechtes ist, sondern einfach nur ein Teil des Lebens. Als Erstes kommen mir hier die Bücher von ASTRID LINDGREN und von JANOSCH in den Sinn, die bis heute als Klassiker der Kinderliteratur gelten. Sie sind nur auf den ersten Blick einfach und kinderleicht geschrieben und doch transportieren sie im Hintergrund tiefsinnige Wahrheiten und Einsichten, die lehrreich, bewegend und heilsam zugleich sind. Eine Geschichte von JANOSCH, die ganz besonders im Zusammenhang dieses Kapitels erwähnenswert ist, trägt den Titel »Der Josa mit der Zauberfiedel« und gehört zu den weniger bekannten Werken des oberschlesischen Autors.

Josa war der einzige Sohn des Köhlers Jeromir und sollte später auch diesen schweren Beruf ausüben. Doch anders als sein Vater, der groß und stark wie ein Baum war, war Josa klein und schwach. Deshalb war der alte Köhler oft sehr betrübt und machte sich Sorgen um die Zukunft seines Sohnes, und auch dieser war traurig und verzweifelt, weil er nicht mit ansehen konnte, wie sein Vater seinetwegen in so großen Kummer verfiel. Als Josa eines Tages wieder einmal unter einem Baum saß und weinte, kam ein Vogel zu ihm, dessen Gesang er verstehen konnte und der ihn tröstete und ihm Mut zusprach:

»Es braucht nicht jeder ein Köhler zu werden«, sagte der Vogel, und das stimmt. Dann schenkte er ihm eine Vogelgeige, eine Zauberfiedel, nicht größer als eine Feder. Der Bogen war wie ein Grashalm und die Saiten so dünn, als wären sie unsichtbar. Er lehrte ihn, ein Lied darauf zu spielen, das klang so schön, dass es überall still wurde im Wald.
»Ein Zauberlied!«, sagte der Vogel. »Wenn du es spielst, spürt jeder, der zuhört, eine Verzauberung.«
»Könnte ich damit die ganze Welt verzaubern?«
»Die ganze Welt.«
»Auch Menschen?«
»Auch Menschen.«
»Macht es auch stark?«
»Jeder, der die Töne hört, wird größer werden und stärker.«
»Ich auch?«
»Du nicht. Wenn du stark wärest, könntest du nicht mehr spielen.«
»Dann will ich lieber fiedeln können«, sagte der Josa.[31]

Der Josa war zwar klein und schwach, aber er war nicht dumm. Er nahm das Geschenk des Vogels, oder sagen wir des Schicksals, dankbar an und machte sich auf den Weg. Er wanderte durch die Welt, spielte auf seiner Zauberfiedel und half dadurch vielen Menschen in ihrer Not. Die Schwachen machte er stärker und die Starken schwächer, die Armen reicher und die Reichen ärmer, und sein Zauberlied begleitete ihn sein Leben lang. Bis er irgendwann bis ans Ende der Welt kam, wo der Mond die Erde berührt und wo sich Josa seinen großen Lebenstraum erfüllte: Er spielte dem Mond auf seiner Zauberfiedel vor und sah, wie dieser groß und dann wieder klein wurde.

JANOSCHs kurze, aber lesenswerte Erzählung von Josa dem Zauberfiedler steckt voller Lebensweisheit. Kinder, aber auch Erwachsene, die schwach und klein sind oder die sich einfach nur so fühlen, ermutigt die Geschichte, nicht mühsam gegen die eigenen Fehler und Schwächen anzukämpfen, sondern sich selbst treu zu bleiben und den eigenen Lebensweg zu gehen. Bei allen Verlusten, die das Leben mit sich bringt, und bei allem, was es uns manchmal vorenthält, kann man auch aus dem wenigen, was da ist, noch etwas Gutes machen und aus jeder Schwäche eine Stärke entwickeln oder ihr zumindest mit innerer Stärke begegnen.

Würden wir Menschen gerade in der Depression zu solchen Einsichten gelangen und versuchen, sie mutig ins Leben umzusetzen, dann wäre dies ein großer Schritt heraus aus dem dunklen und tiefen Tal zum Leben und zur Freiheit.

Spüren, dass ich wertvoll bin

»Kannst du nicht«, fragt uns die Gestalt des Kindes,
»einmal den Mut bekommen, zu denken, du wärest
auch ohne Leistung und Arbeit berechtigt zu leben?
Kannst du nicht mal denken, du selber, deine Person,
wäre liebenswürdiger und wertvoller als deine
vorweisbaren Taten?«
EUGEN DREWERMANN

Die Erfahrung und das Gefühl, wertvoll zu sein, sind für uns Menschen von fundamentaler Bedeutung, zugleich liegt hier der Dreh- und Angelpunkt des depressiven Geschehens und der eigentliche Kern der depressiven Problematik. Die Grundwertfrage, also die Frage, ob es gut ist, dass ich da bin, und ob ich das Gefühl habe, wertvoll zu sein, wird so zu *der* entscheidenden Frage menschlicher Existenz. Wird sie verneint, so verliert das Leben als Ganzes seinen Wert, und ein Gefühl des Getrenntseins vom Leben macht sich breit. Es ist dann den Betroffenen nicht möglich, die Nähe und die Beziehung zum Leben herzustellen, sich von ihm berühren zu lassen und zu erleben, dass es im wahrsten Sinne des Wortes *lebenswert* ist.

Nun ist die fehlende Grundwerterfahrung nicht automatisch gleichzusetzen mit dem Entstehen einer Depression, aber sie erhöht deutlich die Wahrscheinlichkeit dafür und vor allem führt sie zur Depressivität als Grundstimmung und als Haltung dem Leben gegenüber. Mit diesem negativen Lebensgefühl zu leben, ist bedrückend und schwer und auf die Dauer nicht möglich. Wie kann es aber gelingen, diese dunkle Seite des Lebens zu verlassen und wieder am Leben teilzuhaben?

Weil es sich bei der Grundwerterfahrung um eine tiefe emotionale Erfahrung handelt, kann keine rationale Erkenntnis die eigentliche Not des depressiven Menschen abwenden. Er braucht, wie bei den ersten kindlichen Grundwerterfahrungen, andere Menschen, Begegnungen und Beziehungen, durch die er Zuneigung, Zuwendung, Anerkennung und Liebe erfahren und erleben kann und die ihm wieder das gute Lebensgefühl geben, wertvoll zu sein.

Dieser emotionale Erfahrungsschatz, der diesen Namen mehr als verdient, erlaubt dem Menschen, sich selbst unabhängig von äußeren Bedingungen, die ihn manchmal einengen und eingrenzen, und unabhängig von schlechten Erfahrungen, die er in seiner Biographie machen musste, endlich in eigener Kostbarkeit zu erleben und zum erfüllten Leben zu kommen.

Aber auch die Fähigkeit, sich selbst ernst zu nehmen und sich selbst wertzuschätzen und vor allem nicht aus dem Blick zu verlieren, gehört in den Bereich der Grundwertpflege, die in der Depression ganz bewusst betrieben werden sollte. Denn wir sind nicht nur auf andere angewiesen, wir selber sollten dazu kommen, all das, was uns an Gutem und Wertvollem im Leben begegnet, nicht zu entwerten, zu verachten oder gering zu schätzen, sondern im Gegenteil zu *beachten* und *wertzuschätzen*. Und wir selber sollten und können dem Grundwert auf die Spur kommen.

Literatur, die den Grundwert stärkt

Wieder einmal kann hier die therapeutische Wirkung der Literatur zum Tragen und zur Anwendung kommen, die die Tiefendimension des Menschen zu erreichen und die Emotionen zu übertragen vermag und damit das Grundwertgefühl stärken und stabilisieren kann.

Als Beispiel mag an dieser Stelle ein kleines wertschätzendes Gedicht von **FRIEDRICH RÜCKERT** fungieren, das sich schon mehrmals in meiner bibliotherapeutischen Arbeit bewährt hat und das ein breites antidepressives Wirkungsspektrum hat. Es stammt aus der großen Gedichtsammlung »Die Weisheit des Brahmanen«, die stark von der indischen, chinesischen und orientalischen Philosophie beeinflusst wurde:

O glaube nicht, dass du nicht seiest mitgezählt;
Die Weltzahl ist nicht voll, wenn deine Ziffer fehlt.

Die große Rechnung zwar ist ohne dich gemacht,
Allein du selber bist in Rechnung mit gebracht.

Ja mitgerechnet ist auf dich in alle Weise;
Dein kleiner Ring greift ein in jene größern Kreise.

Zum Guten, Schönen will vom Mangelhaften, Bösen
Die Welt erlöst sein, und du sollst sie miterlösen.

Vom Bösen mache dich, vom Mangelhaften frei;
Zur Güt' und Schöne so der Welten trägst du bei.[32]

Als wäre es ein Ausschnitt aus der Charta der existentiellen Menschenrechte, erinnert das schöne Gedicht von Friedrich Rückert an eine Wahrheit, die für uns alle in der Regel ganz selbstverständlich ist, die aber für depressive Menschen nahezu *unglaublich* klingt und wirkt: Jeder von uns hat eine universelle Bedeutung, jeder ist wichtig, einzigartig und wertvoll allein durch die Tatsache, dass er da ist und dass er lebt. Und jeder hat eine Aufgabe und ein Stück Verantwortung für dieses Leben, so klein und unscheinbar sie auch sein mögen.

Freilich müssen uns diese elementaren Lebensweisheiten glaubwürdig *zugesagt* werden, denn wir allein können es uns nicht *einreden* oder *einbilden*. Gerade Menschen in einer Grundwertkrise oder gar in einer Depression sind buchstäblich in ihren Grundwerten erschüttert und verunsichert und glauben am wenigsten sich selbst. Hier kann die Literatur heilsam eingreifen und eine schier unersetzliche Art der *Wiedergutmachung* leisten, die sonst nur in der Begegnung mit und in der Beziehung zu anderen Menschen geschehen kann.

Dazu folgt als ein zweites literarisches Beispiel ein kurzes Gedicht von MATTHIAS CLAUDIUS:

Da bist du, liebes Kind! […]
da bist du! sei uns willkommen! –
es steht dir nicht an der Stirne
geschrieben, was in dieser Welt
über dich verhängt ist,
und ich weiß nicht
wie es dir gehen wird,
aber gottlob dass du da bist![33]

Man braucht keine große Vorstellungskraft, um nachzuempfinden, wie dieses Gedicht von einem jungen Menschen aufgenommen wird, der als kleines Kind adoptiert wurde und erst seit kurzem davon weiß. Seitdem zweifelt er zutiefst an sich selbst und an seiner Existenz und fragt sich unablässig, wieso er überhaupt da ist, warum er von seiner, wie er sagt, »biologischen« Mutter weggegeben wurde und wer eigentlich seine richtigen Eltern sind. Und all das immer mit dem quälenden Hintergrundgedanken und der dringenden Frage: »Wozu bin ich überhaupt da, und wer hat mich gewollt?«

Oder wenn jemand erzählt, der seit Jahren immer wieder an Depressionen leidet, dass er als kleines Kind manchmal erleben musste, wie seine Eltern – beide berufstätig und meistens erst spät abends zu Hause – seinen Geburtstag vergaßen, was für ihn sehr schmerzlich war. Und dann erinnert er sich aber auch an Geburtstage, an denen ihm die Mutter oftmals wünschte, dass er brav, lieb und artig sein soll und der Mama gehorchen soll und gute Noten nach Hause bringen soll. Und immer nur soll, soll, soll … Es war wie ein riesiger Wunsch- und Leistungskatalog, sodass er, wie er heute sagt, am Ende gar nicht mehr wusste, ob er denn tatsächlich selber Geburtstag hatte oder vielleicht doch die Mutter …?

Wenn es dann gelingt, ein Gedicht wie das von MATTHIAS CLAUDIUS für sich selbst zu entdecken, es zu *verinnerlichen*, so als ob es nur für mich allein geschrieben worden wäre, dann wirkt das wie ein geistiges Antidepressivum und befreit endlich zum Leben und zu sich selbst.

Was dann in uns Menschen vor sich geht, ist wie eine zweite existentielle Geburt. Denn auf einmal wird alles anders. Die gefangene Seele beginnt zu atmen und zu leben, die Dunkelheit weicht dem Licht, das die Welt wieder heller und weiter macht, und das Leben bekommt wieder einen Sinn. Und all das geschieht nur dadurch, dass wir uns zum ersten Mal im Leben als wertvoll erfahren und endlich daran glauben, dass es doch gut ist, dass wir da sind.

Der Grundwert sollte, weil er existentiell so wichtig und grundlegend für uns ist, jedem Menschen bei der Geburt geschenkt werden und ein Leben lang halten und wirken, unabhängig davon, was das Leben mit sich bringt, unantastbar, unverändert, selbstverständlich und für immer. Doch leider ist die Wirklichkeit des Lebens ganz anders.

Das Leben gewährt uns kein Recht und keine Garantie auf den Grundwert. Im Gegenteil, es konfrontiert uns mit Erfahrungen, Ereignissen und Bedingungen, die den Grundwert nicht entstehen und nicht wachsen lassen, sondern ihn untergraben und schwächen. Wahrscheinlich weil es so kostbar und lebenswichtig ist, ist das Grundwertgefühl ein so bedrohtes Gut und von Kleinkind auf immer in Gefahr, verloren zu gehen. Depressive Menschen wissen davon häufig zu berichten und in meiner beraterischen Arbeit sind Begegnungen und Auseinandersetzungen mit diesem Thema an der Tagesordnung. Daher gehören Grundwert stärkende Texte zu meinem bibliotherapeutischen Standardrepertoire.

Von Holzpuppen, die wie Menschen sind

Die Geschichte »Du bist einmalig« von MAX LUCADO ist ein schönes Beispiel für Literatur, die sich positiv auf das Grundwertgefühl auswirkt und dieses stabilisiert und stärkt.

Die Wemmicks, ein kleines Volk von Holzpuppen, die alle von dem Holzschnitzer Eli gemacht wurden, hatten eine seltsame Angewohnheit: Sie steckten einander goldene Sternchen oder graue Punkte an. Die schönen Wemmicks, die glattes Holz und strahlende Farben hatten oder die, die eine besondere Fähigkeit besaßen, bekamen immer Sternchen. Die anderen aber, deren Farbe schon abblätterte oder die nur wenig tun konnten, bekamen nur graue Punkte.

Punchinello war einer von ihnen. Sosehr er sich auch bemühte, schön und gut zu sein, immer erhielt er nur hässliche graue Punkte. Mit der Zeit dachte er, dass er ein schlechter Wemmick sei und dass er die grauen Punkte wirklich verdiene. Deshalb blieb er oft zu Hause. Und wenn er nach draußen ging, blieb er immer bei den Wemmicks, die auch viele Punkte hatten, denn zusammen mit ihnen fühlte er sich besser.

Einmal traf Punchinello das Wemmick-Mädchen Lucia, die von allen bewundert wurde, weil sie keine Sternchen, aber auch keine Punkte hatte. Punchinello wollte gerne so wie sie sein und fragte sie, wie sie das schaffte. »Das ist ganz einfach, ich besuche jeden Tag Eli, den Holzschnitzer«, antwortete Lucia. Und auch wenn Punchinello daran zweifelte, ob Eli ihn sehen wollte, machte er sich auf den Weg zu ihm, denn in seinem Inneren wusste er, dass die Sache mit den Punkten und den Sternen nicht richtig ist.

Er ging den Weg den Hügel hinauf und betrat die Werkstatt. Seine Augen weiteten sich, als er sah, wie groß alles war. Punchinello schluckte. »Hier bleibe ich nicht!«

Dann hörte er seinen Namen.

»Punchinello?« Die Stimme war tief und kräftig. »Wie schön, dass du da bist. Komm, lass dich anschauen.«

Punchinello blickte den Handwerker an. »Du kennst meinen Namen?«

»Aber natürlich kenne ich ihn. Ich habe dich gemacht.«

Eli hob ihn auf den Arbeitstisch. »Es sieht so aus, als ob du schlechte Noten bekommen hast«, sagte er.

»Ich wollte das nicht, Eli. Ich habe alles versucht.«

»Punchinello, mir ist egal, was die anderen Wemmicks denken.«

»Wirklich?«

»Ja. Und dir sollte es auch egal sein. Es ist nur wichtig, was ich denke. Und ich denke, dass du einmalig bist.«

Punchinello lachte. »Ich? Einmalig? Warum? Ich bin nicht sehr klug und meine Farbe blättert ab. Warum bin ich so wichtig für dich?«

Eli sagte ganz langsam: »Weil du mir gehörst. Darum bist du für mich wichtig.«

Punchinello wusste nicht, was er sagen sollte.

»Jeden Tag habe ich gehofft, dass du kommst«, erklärte Eli.

»Ich bin gekommen, weil ich Lucia getroffen habe«, sagte Punchinello. »Warum bleiben die Aufkleber nicht an ihr haften?«

Der Holzschnitzer sprach sanft: »Weil sie beschlossen hat, dass es wichtiger ist, was ich denke. Die Aufkleber haften nur, wenn du es zulässt.«

»Was?«

»Die Aufkleber haften nur, wenn sie für dich wichtig sind. Je mehr du meiner Liebe vertraust, desto weniger bedeuten sie dir.«

»Ich glaube nicht, dass ich das verstehe.«

Eli lächelte. »Das kommt noch. Du hast viele Aufkleber. Komm jeden Tag zu mir, damit ich dich daran erinnern kann, wie wichtig du mir bist.«

Eli hob Punchinello von seinem Arbeitstisch und stellte ihn auf den Boden.

»Denke daran«, sagte Eli, als der Wemmick durch die Tür ging, »du bist einmalig, weil ich dich gemacht habe. Und ich mache keine Fehler.«

Punchinello blieb nicht stehen, aber in seinem Herzen dachte er, ich glaube, er meint es ernst.

Und als er das dachte, fiel ein Aufkleber auf den Boden.[34]

Diese wunderbare Kindergeschichte von MAX LUCADO, die auch von älteren Jugendlichen nicht belächelt wird, sondern sie im Gegenteil sehr nachdenklich macht, bewegt ebenfalls viele Erwachsene. Fast jeder von uns kennt das Thema des Buches, aber depressive Menschen fühlen sich von dem Text besonders angesprochen, wobei die liebevollen Illustrationen sehr einprägsam sind und zu der heilsamen Wirkung beitragen. Ist es auch eine Geschichte, die Ihnen bekannt vorkommt? Was spüren Sie beim Lesen dieses Textes? Welcher Satz berührt Sie am meisten und warum?

Natürlich kann die Geschichte vom kleinen Punchinello auch religiös interpretiert werden, aber sie muss es nicht. Denn ihre Botschaft hat einen existentiellen Charakter und ist allgemeingültig. Ob wir an Gott glauben oder nicht, es ist das Leben selbst, das uns allein dadurch, dass wir geboren sind, Wertschätzung und Liebe erweist. Gleichgültig, was die anderen denken und was sie von uns halten – jeder von uns ist einmalig und einzigartig und von einem unendlichen Wert.

Diese Geschichte kann die Liebe der Eltern nicht ersetzen oder schlimme Lebenserfahrungen ungeschehen machen. Aber wenn wir uns als vom Leben und von Gott gewollt, angenommen und als wertvoll betrachten und fühlen, dann ist das nicht weniger wichtig und bedeutsam. Sich selbst als Wert zu entdecken und die eigene Kostbarkeit zu spüren, die unabhängig von Noten, Leistungen, Erfolgen oder Niederlagen ist, ist ein Geschenk und auch ein Stück Lebenskunst und gerade in der Depression von therapeutischer Tragweite.

Doch LUCADOs Geschichte bringt uns noch auf ein anderes Thema, das bei vielen Depressionen eine gewichtige Rolle spielt. Ich meine den problematischen und oftmals so unheilvollen Zusammenhang zwischen dem Einzelnen und der Gesellschaft, der schon an einigen Stellen dieses Buches zur Sprache kam und der von besonderer Relevanz ist. Denn auch nicht gelebte Authentizität und das Gefühl, nicht so sein zu dürfen, wie ich wirklich bin, ist eine unendliche Quelle für depressive Gedanken, Stimmungen und schließlich für Depressionen selbst.

Authentisch sein oder:
So sein dürfen, wie ich bin

Spannung ist, wer du glaubst,
sein zu müssen,
Entspannung ist,
wer du bist.

CHINESISCHE WEISHEIT

Die Authentizität, die als ein Gefühl, mit innerer Zustimmung handeln und leben zu können, definiert werden könnte, ist ein Ideal, das der Realität des Lebens oftmals nicht standhalten kann. Es ist eine ständige existentielle Spannung, in der wir alle leben, eine andauernde Bemühung, zuweilen eine Auseinandersetzung oder sogar ein Kampf. Wie kann es mir gelingen, angesichts der Bedingungen, die das Leben stellt, und der Normen, Gebote und Verbote, die die Gesellschaft für wichtig hält, der zu sein, der ich wirklich bin? Wie kann ich überleben und bestehen in dem gewaltigen Spannungsfeld der Erwartungen anderer und meiner eigenen Vorstellungen vom Leben und von mir selbst? Tagtäglich spielen sich hier kleine und große Dramen menschlicher Existenz ab, in denen es Sieger und Besiegte gibt.

Depressive Menschen gehören auch hier häufig zu den Verlierern. Nicht, dass sie nicht authentisch sein wollten; auch ihnen ist das gute Gefühl, so sein zu dürfen, wie sie sind, durchaus bekannt. Aber sie kämpfen in der Regel nicht um ihre Authentizität und um sich selbst. Sie geben sich schnell auf, geben lieber nach oder ordnen sich eher unter, als zu ihrem Recht zu kommen, sich selbst durchzusetzen oder einfach nur sie selbst zu sein.

Wenn das Eigene nicht gelebt werden darf, sondern im Gegenteil immer nur auf andere und anderes Rücksicht genommen wird, stehen nicht nur die Authentizität und der Selbstwert auf dem Spiel, sondern der Mensch und seine Identität. Sich selbst nicht leben dürfen, wird so zum entscheidenden Verlust und zu einer existentiell sich radikal stellenden Frage, die literarisch nicht besser zusammengefasst werden kann als mit dem berühmten Satz aus SHAKESPEAREs »Hamlet«: »To be or not to be.« Denn es geht tatsächlich bei dieser Frage um Sein oder Nichtsein, um Leben oder Tod.

Auf dem Feld des nicht gelebten und nicht gewagten eigenen Lebens und der nicht gelebten Authentizität wachsen viele Depressionen. Es ist, als würde sich im Garten überall dort, wo wir selber nichts einpflanzen, nur Unkraut breitmachen und mit der Zeit alles andere überwuchern, sodass am Ende nichts Gutes und vor allem nichts Eigenes zum Leben übrig bleibt.

Dabei ist die Anpassung die größte Gefahr, die im Alltag überall lauert und die bis zum absoluten Selbstverlust gehen kann. Sie ist eine der verhängnisvollen Grundregeln des ungeschriebenen Verhaltenskodexes, an den sich depressive Menschen halten und den sie glauben, befolgen zu müssen.

Aus Angst, die Nähe des anderen zu verlieren und die Beziehung zu ihm aufs Spiel zu setzen, wagt der Depressive nicht, so zu sein und vor allem sich so zu geben, wie er eigentlich ist. Doch gerade auf diesem Weg verliert er sich selbst. Die Neigung, der eigenen inneren Stimme nicht zu folgen und sich anderen nicht zuzumuten, sondern nachzugeben und sich zu fügen, bedeutet letztlich aber nichts anderes, als sich selbst im Stich zu lassen, und ist gleichzusetzen mit dem Verrat an sich selbst.

Daher ist Authentischsein eine existentiell wichtige Lebensaufgabe und eine tägliche Herausforderung von enormer Bedeutung. Im Laufe unseres Lebens gibt es immer wieder Situationen, in denen es wichtig, ja lebensnotwendig ist, Stellung zu beziehen und in jedem Fall eine eigene Meinung zu haben und eigene Antworten auf die Fragen des Lebens zu geben. Nur dann kann jeder von uns das Gefühl haben, wirklich selbst zu leben und nicht gelebt zu werden.

In jeder Lebensbiographie gibt es aber unzählige Faktoren, Ereignisse, Einflüsse oder Erwartungen anderer, die diesem Streben entgegenwirken und es blockieren und erschweren. Auch die Erziehung der Eltern, die Schule und die Kirche sind an diesem Prozess beteiligt und behindern nicht selten die Selbstwerdung, die Selbstfindung und die Authentizität der Person. Im Laufe des Lebens kommt so vieles von außen auf den Menschen zu, dass er das Eigene oftmals aus den Augen verliert und manchmal sogar das Fremde für das Eigene hält. Doch gegen sich selbst und gegen die eigene Überzeugung zu leben, kann krank machen und zu Depressionen oder anderen psychischen oder psychosomatischen Störungen führen, bei denen immer im Hintergrund die existentielle Angst, sich selbst zu verlieren oder zu verfehlen, eine wesentliche Rolle spielt.

Wie soll man denn anders reagieren als mit einer Depression, wenn beispielsweise eine etwa 40-jährige Frau glaubt, unter allen Umständen eine gute Ehefrau sein zu müssen. Seit längerer Zeit erträgt sie ihre Ehe, die diesen Namen gar nicht verdient, nur mit einer Mischung aus anerzogener Geduld, Opferbereitschaft und resignierter Gleichgültigkeit. Sie droht, wie sie sagt, langsam, aber sicher zu ersticken. In der Beziehung, in der sie lebt und die sie eher als Bindung und als Zwang empfindet, entfernt sie sich immer mehr von sich selbst und von dem, was und wie sie eigentlich leben wollte. Nirgendwo ist in dem, was sie erzählt, Liebe, Lebenslust oder ein gutes Lebensgefühl zu spüren. Alles wird, wenn man so lebt, zur Last und zur Qual. Körper und Seele signalisieren schon seit langem, dass es so nicht mehr weitergeht. Aber wie soll es weitergehen?

Gefragt nach den Gründen des geduldigen Ausharrens und Ertragens ihrer Lebenssituation, findet die gelernte Krankenschwester viele gute Argumente. Als Erstes nennt sie ihre drei Kinder, die immer noch eine Mutter brauchen, dann ihre Lebensideale einer guten Familie und glücklichen Ehe, die sich gerade in nichts auflösen und schließlich ihren katholischen Glauben, mit dem sie eine Scheidung nur schwer vereinbaren könnte. Die Gründe, die sie vorträgt, sind zweifellos wichtig und bedeutsam, aber den größten Grund und die größte Verantwortung verliert sie aus dem Blick: sich selbst.

Literatur fördert die Selbstfindung und die Authentizität

Dieses Sich-selbst-Übersehen, das so typisch für depressives Erleben ist, ist ein Teil des Problems, kann aber auch, wenn es erkannt wird, zu dessen Lösung beitragen. Wenn ich selbst die existentielle Bedeutung und die Tragweite der Tatsache, dass ich wertvoll bin und mich selbst leben darf, noch nicht erfasse, kann gute Literatur mir dabei entscheidende Hilfe leisten.

Denn noch bevor mir bewusst wird, worum es eigentlich geht, und bevor ich über Psychotherapie oder Beratung nachdenke oder diese in Anspruch nehme, können Bücher mich auf das Thema aufmerksam machen, mich aufrütteln und aufwecken. Dabei kann fast jede Art von Lektüre, auch vermeintlich leichte Literatur oder Belletristik, diese Rolle übernehmen und auf das Selbstverständliche, das in der Depression vergessen wurde, aufmerksam machen: Jeder von uns hat die berechtigte Sehnsucht und das Recht, so sein zu dürfen, wie er ist, und authentisch, ehrlich und echt zu sein.

Literatur ermutigt, sich diesem Thema zu stellen, und fördert die Selbstfindung und die Authentizität. Dies geschieht zuerst dadurch, dass die Lektüre aus der engen und bedrückenden Welt und von dem eigentümlichen Selbst- und Weltbild befreit, in die wir Menschen in der Depression geraten und in denen wir glauben leben zu müssen. Lesen bringt neue Einsichten, eröffnet andere Perspektiven, deutet Auswege an und begleitet bei dem langen und mühsamen Prozess der Selbstfindung. Doch vor allem führt es uns zu uns selbst und dazu, dass wir bei den vielen Stimmen, die von außen auf uns einwirken, die Stimme des eigenen Herzens vernehmen. Hier liegt der Kompass der Authentizität, der in der Depression nur deshalb nicht richtig funktioniert, weil er durch fremde magnetische Felder gestört wird. Doch er ist jederzeit wieder einsatzbereit und zeigt uns die Richtung, wenn wir achtsam leben und uns bemühen, zu uns selbst zu kommen.

Lesen ist das einfachste Mittel, um die Achtsamkeit einzuüben und sich selbst zu finden. Exemplarisch kann hier das literarische Werk von **HERMANN HESSE** genannt werden, in dem Selbstwerdung und Selbstfindung zu den zentralen Themen gehören. Vor allem in seinen Romanen und Erzählungen, die häufig einen autobiographischen Charakter haben, geht es immer wieder um den Einzelnen, der den Weg zu sich selbst und seinen eigenen Weg durchs Leben sucht. Bücher wie »Siddhartha«, »Demian« oder »Der Steppenwolf« machen aber auch deutlich, dass der lebenslange Selbstwerdungsprozess nicht nur intellektuell oder spirituell vollzogen wird, sondern Konsequenzen für das gesamte Leben hat und gar nicht so selten mit tiefen seelischen Krisen verbunden ist.

Das Ringen des Menschen nach Selbstfindung und Authentizität und die existentielle Dringlichkeit dieser Aufgabe hat keiner so prägnant in Worte gefasst wie der amerikanische Dichter und Schriftsteller EDWARD ESTLIN CUMMINGS:

Nur du selbst zu sein in einer Welt, die sich Tag und Nacht bemüht, aus dir einen wie alle anderen zu machen – das ist der schwerste Kampf, den ein Mensch bestehen kann; und er hört nie auf.[35]

Dieser Satz beschreibt kurz und treffend die Spannung, in der jeder Mensch von Geburt an steht und die sein Leben, sein Werden und seine Entwicklung bestimmt. Auch in der Depression ist diese Spannung wirksam und sie ist in vielen Fällen ein ganz wesentlicher Teil der depressiven Problematik.

Doch auch in diesem Fall bedeutet die Erkenntnis allein noch keine Lösung des Problems. Menschen, die depressiv sind und deren Depression womöglich auf dem Boden der nicht gelebten Authentizität entstanden ist, brauchen noch ein zusätzliches Motiv, einen tieferen *Beweggrund*, der sie zum Authentischsein motiviert und animiert. Denn die Authentizität ist kein Geschenk, sondern eine Aufgabe, die oftmals mit Schwierigkeiten, mit Mühe und sogar mit Leid verbunden ist und von daher Kraft und Ausdauer braucht.

Das Prinzip Verantwortung

In diesem Zusammenhang muss ein Lebensprinzip genannt werden, das in enger Beziehung zur Authentizität steht und sie unterstützen und erleichtern kann: die Verantwortung.

Die Verantwortung wird häufig fälschlicherweise als Last oder als Verpflichtung verstanden und empfunden und kann dann ihr positives Kraftpotential nicht entfalten. Es gibt tatsächlich eine Art von Verantwortung, die keine echte Verantwortung ist und die diesen Namen auch gar nicht verdient, die aber vor allem im depressiven Umfeld ihr Unwesen treibt. Diese Verantwortung ist nicht emotional verankert und wird nicht als gut und stimmig wahrgenommen. Sie wird uns oft durch andere suggeriert und aufgedrückt, produziert »Schuldgefühle« und »schlechtes Gewissen« und erstickt und begräbt die gute und echte Verantwortung unter sich.

Depressive Menschen sind dafür besonders anfällig, ja sie gehen sogar noch einen Schritt weiter. Während sie für ihre eigene Verantwortung sich selbst gegenüber kein gutes Gespür haben und sich so selber auf die Dauer verlieren, glauben sie oft für andere und anderes Verantwortung übernehmen zu müssen, die sich manchmal bis zur Überverantwortung steigert und nicht mehr zu tragen und zu ertragen ist. Hinzu kommt als paradoxe Krönung dieser falschen und krank machenden Verantwortungsauffassung, dass sich Depressive am Ende auch noch verantwortlich für ihre Depression fühlen und glauben, allein daran schuld zu sein.

Die *gute* Verantwortung hingegen, die den Weg zur Authentizität und zur Selbstfindung ebnen und damit aus der Depression herausführen kann, beginnt bei mir selbst und entspringt meiner inneren Stimme. Sie ist ein positives, heilsames und vor allem motivierendes Gefühl und zugleich eine Kraft, die am Leben hält und die vor dem Aufgeben und Resignieren schützen kann. Hier geht es wirklich um die Verantwortung im echten Sinne des Wortes – um *meine* persönliche Antwort auf die Anfragen des Lebens an *mich*.

Diese Selbstverantwortung kann uns keiner nehmen und wir sollten sie auch keinem geben. Es ist auf jeden Fall gerade in der

Krise gut und hilfreich, dass es Ärzte, Therapeuten oder gute Freunde gibt, die uns zur Seite stehen und uns begleiten. Aber letztlich bin ich mir selbst aufgegeben und habe Verantwortung für mich selbst, für meine Gesundheit und für mein Leben.

Gelebte, gewagte Authentizität kann helfen, Depressionen zu überwinden. Authentischsein muss kein utopischer Traum und keine Illusion bleiben, wenn wir innerhalb der Bedingungen, die das Leben uns stellt, unsere eigene innere Freiheit finden, Stellung zu beziehen, uns selbst treu zu sein und so das Leben im wahrsten Sinne des Wortes zu *verantworten*. Das Prinzip Verantwortung kann dabei richtungsweisend sein. Entscheidend sind aber auch das Gespür für das Eigene, für das, was ich will, was mir wichtig und wertvoll ist, und das Gefühl, ich selbst sein zu dürfen.

Wenn die Authentizität bedroht ist und wir in der Gefahr sind, uns selbst zu verlieren, dann ist es die Seele selbst, die sich in uns zu Wort meldet. Und innere Unruhe, Angst oder depressive Verstimmung sind nichts anderes als die geheime Sprache der Seele, die sich auf diese Weise mitteilt und uns helfen will, uns wieder selbst zu finden. Warten Sie deshalb nicht zu lange. Haben Sie Mut, authentisch zu sein, und folgen Sie Ihrer inneren Stimme, denn sie weiß den Weg.

Die existentielle Bedeutung und absolute Dringlichkeit dieser Aufgabe führt uns MARTIN BUBER vor Augen in einer seiner berühmten Chassidischen Geschichten. Sie trägt sinnvollerweise den Titel »Die Frage der Fragen«.

Vor dem Ende sprach Rabbi Sussja: »In der kommenden Welt wird man mich nicht fragen: ›Warum bist du nicht Mose gewesen?‹ Man wird mich fragen: ›Warum bist du nicht Sussja gewesen?‹«[36]

Einsamkeit überwinden

Überall bin ich allein,
wie ein Stein,
der in ein Spiel nicht recht passt,
überall bin ich Gast.
Nirgends ganz dein –
Welt

CHRISTIAN MORGENSTERN

Die Einsamkeit ist zweifelsohne nicht nur eines der vielen Symptome, sondern ein zentrales Problem der Depression. Einerseits kann die Einsamkeit zu einer Depression führen und diese fördern oder verschlimmern und andererseits führt die Depression nicht selten in die Einsamkeit. Beide sind wie zwei Schwestern, bei denen die eine anscheinend nicht ohne die andere leben kann und die sich beide in ihrer negativen Wirkung auf den Menschen ergänzen und diese sogar verstärken.

Genauer betrachtet ist die Einsamkeit auch eine Form des Verlustes, und zwar eine große und folgenschwere. Denn es ist nicht das Alleinsein, das einsam macht, sondern der Verlust von Beziehung und das Gefühl und das Erleben des Abgetrenntseins von anderen und vom Leben. Diese Erfahrung, die vielfach mit intensiver Angst verbunden ist, gehört zu den schlimmsten, die Menschen in der Depression machen und mit denen sie zurechtkommen müssen.

Erschwerend hinzu kommt noch die Unfähigkeit, aber auch die Unwilligkeit, in der depressiven Krise selber um Hilfe zu rufen, Freunde zu kontaktieren und auf die eigene Lage aufmerksam zu machen. Eher typisch in dieser Situation ist die Rückzugstendenz des depressiven Menschen, der sich wie ein verletztes und verwundetes Tier in seine Höhle verkriecht und still vor sich hin leidet. Die stummen Schreie oder versteckten Signale seiner tiefen Not werden oft nicht wahrgenommen oder nicht richtig gedeutet, was das Problem nicht löst, sondern noch verstärkt.

Wenn auch das Rückzugsverhalten durchaus nachvollziehbar und zu verstehen ist, versteckt sich dahinter häufig der stille Ruf nach Hilfe und danach, um jeden Preis doch nicht verlassen zu werden. Depressive sind in dieser Hinsicht emotional hin- und hergerissen und voller Widersprüche: Während sie nach außen signalisieren, am liebsten allein und in Ruhe gelassen zu werden, schlummert in ihrem Inneren eine tiefe Sehnsucht nach Nähe und nach Beziehung. Wie aber das Getrenntsein von Leben, von der Welt und von den anderen überwinden?

Es ist eine Aufgabe, vor der gleichermaßen die Betroffenen als auch die Angehörigen und Freunde, aber auch Ärzte, Therapeuten und Betreuer stehen. Als Erstes gilt es für beide Seiten zu begreifen und zu erkennen, dass es sich bei der Einsamkeit um einen wichtigen Aspekt und eines der Hauptprobleme des depressiven Leidens handelt, das unbedingt thematisiert und in der Therapie, der Behandlung und im Umgang mit depressiven Menschen berücksichtigt werden sollte. Doch was kann tatsächlich getan werden, um die Einsamkeit zu lindern und den Hunger nach Begegnung und Beziehung zu stillen? Schauen wir zuerst auf das Problem und seine mögliche Lösung aus der Perspektive der betroffenen depressiven Menschen.

Das Gefängnis der Einsamkeit

Depressive fühlen sich in ihrem ohnehin begrenzten Leben durch die Einsamkeit regelrecht eingesperrt. Sie ist für sie wie ein Gefängnis ohne Türen und Fenster, in dem sie lebenslänglich gefangen sind, ohne Aussicht auf Befreiung. Doch auch wenn dieser Vergleich durchaus richtig und nachvollziehbar ist, entspricht er nicht ganz der Realität. Denn das Gefängnis der Einsamkeit erscheint nur in der Not und Angst der Depression wie eine Dunkelzelle, aus der es kein Entrinnen gibt und in der man ein Leben lang dahinsiechen muss.

Ich erinnere mich in diesem Zusammenhang an die Beratung einer 36-jährigen Frau, die sich nach der Lektüre eines Buches von VIKTOR E. FRANKL ganz bewusst für die Logotherapie entschieden hat. Bei unserer ersten Begegnung machte sie auf mich einen wesentlich älteren Eindruck und schien bereits vom Leben gezeichnet. Wegen ihrer Depression, aber auch wegen anderer chronischer Erkrankungen wie Diabetes und Asthma war sie arbeitsunfähig und wurde vorzeitig berentet. Neben vielen psychosomatischen Beschwerden, die sie selbst und ihr Leben zum Teil stark beeinträchtigten, litt sie unter diversen depressiven Symptomen, die ihr großes seelisches Leiden spürbar machten. Doch vor allem machte ihr die Einsamkeit zu schaffen, die sich wie ein roter Faden durch unsere Gespräche zog.

Ihr Lebensgefährte, der beruflich, aber auch privat meistens unterwegs war und sich von ihr zunehmend distanzierte, unterstützte sie zwar finanziell, gab ihr aber nicht das Gefühl, geliebt und wertgeschätzt zu sein. Zudem behandelte er sie nicht als seine Partnerin, sondern eher als ein krankes Kind, das nicht mehr allein für sich selbst sorgen kann. Dies verstärkte ihre Einsamkeit und vernichtete die Reste von ihrem ohnehin schwachen Selbstwertgefühl.

Doch trotz ihrer verzweifelten Lage und eines in jeder Hinsicht schweren und eingeengten Lebens gab sich die ehemalige Erzieherin nicht auf. Sie suchte nach kleinen Lichtblicken und Auswegen aus ihrem Elend und versuchte jede kleine Gelegenheit zu nutzen, wieder am Leben teilzuhaben. Die meiste Zeit des Tages verbrachte sie am Fenster, wo sie, wie sie mir sagte, »anderen Leuten beim Leben zuguckt«. Sie kümmerte sich liebevoll um die Blumen und die Pflanzen zu Hause und in ihrem Garten, die ihr treu Gesellschaft leisteten und ihre Einsamkeit linderten. Das kleine Törchen ihres Vorgartens ließ sie absichtlich immer offen, in der Hoffnung, jemand würde sie besuchen oder es zum Anlass für ein kleines Gespräch nehmen. Im Winter fütterte sie die Vögel und im Frühjahr wartete sie ungeduldig auf den Igel, der in den warmen Monaten ein ständiger Gast auf ihrer Terrasse war, und sie fragte sich, ob er wohl auch diesmal die kalte Jahreszeit überlebte. Außerdem las sie sehr viel und schrieb Briefe, die an niemand Bestimmten adressiert waren und in denen sie ihre Gedanken und Gefühle ausdrücken konnte, die sie erfüllten und belasteten.

Die Art und Weise, wie diese vom Leben gebeutelte Frau ihr Schicksal meisterte, beeindruckte mich sehr, und es ist, wie ich finde, nachahmenswert. Abgeschnitten und getrennt von der Welt und von den anderen, fand sie fast schon instinktiv im Umgang mit der Natur und mit den Tieren, aber auch durch Schreiben und Lesen eine Zuflucht, die ihre Einsamkeit erträglicher machte. In ihrem zunehmend kleiner gewordenen Lebensraum waren das die einzigen Möglichkeiten, noch am Leben teilzunehmen und das Gefühl zu haben, wertvoll zu sein.

Die Beziehung zu der Natur und zu den Tieren, die für viele Menschen eher zweitrangig oder gar nebensächlich ist, ist für Depressive nicht nur heilsam, sondern lebensnotwendig und kann sogar lebensrettend sein. Ein Hund, der der einzige Grund ist, morgens aufzustehen und einfach weiterzuleben, oder eine Katze, die für jemanden so wichtig war, dass er nur wegen ihr die Entwöhnungstherapie durchgehalten hatte, weil sie sonst in ein Tierheim müsste – das sind nur zwei Beispiele, die mir in der letzten Zeit begegnet sind.

Der ganz normale und alltägliche Umgang mit der Natur und mit Tieren, ob draußen im Freien, im Garten, auf dem Balkon oder zu Hause, kann die Einsamkeit lindern und Geborgenheit und Ruhe spenden. Die Hinwendung zu Tieren und zur Natur und der Kontakt mit ihnen haben schon oft den Therapeuten ersetzt und halten buchstäblich am Leben, wenn alles andere in die Brüche geht.

Nicht jeder Mensch vermag in der depressiven Krise noch positive Lebenszeichen und Lebenschancen zu erblicken und sie zu nutzen, aber das Beispiel der jungen Frau macht deutlich, dass Einsamkeit kein unabänderliches Schicksal ist, dem man sich kampflos ergeben muss. Die Kunst besteht darin, in dem Gefängnis der Einsamkeit die Türen und die Fenster zu entdecken, die den Weg nach draußen, in die Freiheit und ins Leben wieder öffnen. Auch die Literatur kann hier viel Gutes leisten und bewirken.

Lesen gegen die Einsamkeit

Sich mit dem Lesen am Leben zu halten und die Einsamkeit zu ertragen, ist keine Seltenheit und die bibliotherapeutische Funktion, die die Literatur vielleicht am häufigsten erfüllt. Immer wieder berichten Menschen von dieser Erfahrung und sind dankbar, dieses erlebt zu haben. In jedem Haus, in jeder Wohnung ist man nicht ganz allein und verlassen, wenn Bücher da sind. Wer sich mit Büchern umgibt, kann nicht total vereinsamen, besonders dann nicht, wenn er schon früher eine gute Beziehung zu Büchern und zum Lesen pflegte. Vor allem in Zeiten der Krankheit, der Trauer oder nach einer Trennung kann die Literatur eine wichtige Begleiterfunktion ausüben und das Gefühl geben, nicht total einsam zu sein.

Die heilsame Wirkung des Lesens im Alleinsein beruht nicht so sehr darauf, mit Büchern einen guten Ersatz für Gesprächspartner zu haben, auch wenn dies natürlich oftmals der Fall ist, sondern mithilfe der Lektüre trotzdem mitten im Leben zu sein und Kontakt mit der Welt zu halten. Lesen verbindet mit der Welt und erleichtert die Beziehung zum Leben und zu den anderen. Wir erfahren bei der Lektüre Nähe, Zugehörigkeit und sind ein Teil des Lebens. Während viele moderne Medien Freundschaften und Kommunikation nur vorgaukeln und vortäuschen und trotzdem das Gefühl der Einsamkeit nicht vertreiben können, schaffen die Bücher es leichter und besser, die Verbindung mit der Welt und den anderen wiederherzustellen und sie aufrechtzuerhalten.

Manchmal reicht allein der Blick ins Bücherregal, um wieder ein gutes Lebensgefühl zu bekommen und sich nicht allein und verlassen zu fühlen. So manches Buch ruft positive Erinnerungen wach, löst Emotionen aus und kann das Leben in uns wieder entfachen. Und wenn wir es dann in die Hand nehmen, es öffnen und anfangen zu lesen, dann öffnet es uns und entführt uns aus dem Kerker der Einsamkeit in andere Welten und Zeiten oder in die Gesellschaft anderer Menschen. Es ist fast schon etwas Magisches, wenn so etwas geschieht, und vor allem, wenn damit wieder die Beziehung zum Leben, zu den anderen und zur Welt möglich wird.

Von Robinson lernen

Aus der Literatur kann man aber auch lernen, wie man mit der Einsamkeit umgehen und mit ihr leben kann und dass sie nicht immer lebensfeindlich ist, sondern auch etwas Gutes bewirken kann. Hier kann der prominenteste und bekannteste Einsame der Welt- und Literaturgeschichte Robinson Crusoe als ein Vorbild gelten, von dem wir einiges lernen könnten. Auf der einsamen Insel unter schwersten Lebensbedingungen und ohne Aussicht auf Rettung zu überleben – erinnert das nicht an das Schicksal und die Lebensaussichten von depressiven Menschen? Robinsons Geschichte kann daher wegweisend sein im Umgang mit der Einsamkeit, die beinahe für jeden Menschen irgendwann im Laufe des Lebens zum Thema wird.

Das Buch von DANIEL DEFOE ist weit mehr als nur ein Stück Abenteuerliteratur und sollte deshalb auch im Erwachsenenalter gelesen werden. Es zeigt beispielhaft, welch tiefes existentielles Problem die Einsamkeit ist, zugleich macht es aber auch Mut, sich dieser Frage zu stellen und diese Lebensphasen durchzustehen.

Robinson ist anfangs verzweifelt und zu Tode betrübt, als er die Ausweglosigkeit seiner schwierigen Lage erkennt. Er ist ohne jede Hoffnung, resigniert und versinkt in tiefste Depressionen. Oft muss er stundenlang regungslos sitzen und stumm auf die Erde starren; nur manchmal kann er weinen, was ihm eine kleine Erleichterung seines Leidens und seiner Bedrängnis verschafft. Doch mit der Zeit schöpft der einsame Schiffbrüchige wieder neuen Lebensmut und neue Hoffnung.

Bei dieser Rückkehr ins Leben spielen Lesen und Schreiben eine wichtige Rolle. Robinson liest jeden Tag in der Bibel, die er aus dem Wrack des Schiffes retten konnte, und er schreibt ein Tagebuch. Immer wieder versucht er, sich mit der Situation, in der er steckt, auseinanderzusetzen, sie logisch zu analysieren und auch nach guten und positiven Aspekten zu suchen. So erstellt er beispielsweise eine Liste, in der er die schlimmen und die guten Seiten seiner gegenwärtigen Lage aufzählt und deren Wirkung nicht anders als heilsam und therapeutisch bezeichnet werden kann.

Ich wollte mich von all den Gedanken befreien, die täglich auf mich einstürmten und mir das Gemüt verbitterten. Mehr und mehr wurde denn auch meine Vernunft der verzweifelten Stimmung Herr, ich tröstete mich nach Möglichkeit, indem ich das Gute und das Schlimme meiner Lage einander gegenüberstellte, um so meinen Fall von einem noch schlimmeren unterscheiden zu können. Völlig unparteiisch, als handelte es sich um Soll und Haben, machte ich eine Aufstellung über die Annehmlichkeiten und über die Nöte meines Daseins:

Schlimm

Gut

Ich bin auf eine schreckliche einsame Insel verschlagen, ohne Hoffnung auf Erlösung.

Aber ich bin am Leben, ich bin nicht wie alle meine Gefährten ertrunken.

Ich wurde von aller Welt ausgeschlossen und verurteilt, ein Elendsdasein zu führen.

Von der ganzen Schiffsbesatzung bin ich als Einziger dem Tod entgangen. Er, der mich wunderbar vom Tode errettet hat, kann mich auch aus dieser Lage erlösen.

Ich bin von der Menschheit geschieden, ein Einsiedler, aus jeder menschlichen Gesellschaft verbannt.

Aber ich bin ja nicht Hungers gestorben und verdorben an einem öden Ort, wo es keinerlei Nahrung gibt.

Ich besitze keine Kleider zu meiner Bedeckung.

Aber ich bin ja in einem heißen Klima, wo ich Kleider, wenn ich sie hätte, gar nicht gebrauchen könnte.

Ich kann mich nicht verteidigen und besitze keine Mittel, um mich gegen Angriffe wilder Menschen und Tiere zu schützen.	*Aber ich bin ja auf einer Insel, wo mich keine wilden Tiere bedrohen, wie ich sie an der Küste Afrikas sah; was dann, wenn ich dort gestrandet wäre?*
Ich habe keine Seele, mit der ich sprechen oder die mich trösten könnte.	*Aber Gott brachte durch wunderbare Fügung das Schiff so nahe an die Küste, dass ich mir dort viele unentbehrliche Dinge holen konnte, mit denen ich meine Bedürfnisse befriedigen kann und die es mir ermöglichen, für die Dauer meines Lebens vorzusorgen.*

Alles in allem bewies zwar diese Aufstellung eindeutig, dass meine Lage die furchtbarste auf Erden war, dass es aber neben den negativen auch positive Gesichtspunkte gab, um derentwillen ich dankbar sein musste; so möge man aus den Erfahrungen des allerelendsten Lebens auf dieser Welt erkennen, dass es bei einer Gegenüberstellung von Gut und Schlimm immer noch genug des Tröstlichen gibt, das wir auf der Habenseite verbuchen können.[37]

Eine solche Gegenüberstellung des Positiven und des Negativen, wie Robinson sie auflistete, ist wirklich heilsam und empfehlenswert. Sie kann ein wirksames Mittel sein, um ganz bewusst die guten Seiten des Lebens nicht aus den Augen zu verlieren oder zu übersehen, wie dies in der depressiven Krise oft der Fall ist.

In einer Situation, in der das Denken nur noch von negativen Gedanken wie von einer fremden und feindlichen Macht besetzt und von Objektivität weit entfernt ist, können ein einfaches Blatt Papier und ein Stift uns dazu verhelfen, wieder einen normalen und klaren Blick auf die Wirklichkeit des Lebens zu bekommen. Dadurch ändert sich zwar nichts an den äußeren Lebensbedingungen, aber die veränderte Einstellung, die daraus erwächst, kann unseren Lebenswillen stärken und eine entscheidende Wende in der Depression herbeiführen.

Ja, es gibt eine Rettung von der einsamen Insel und es gibt Auswege aus dem Gefängnis der Einsamkeit. Doch depressive Menschen sind nicht immer imstande, sich selbst zu helfen und sich zu befreien. Dann ist es eine Aufgabe und eine Herausforderung an die anderen, ihnen dabei zu helfen. Diese Perspektive möchte ich nun etwas genauer erörtern.

Wege zum depressiven Menschen

Die Einsamkeit und die Verschlossenheit des depressiven Menschen sind ein großes Problem für die Betroffenen, aber auch für Partner, Angehörige und Freunde. Wie zu einem Menschen vordringen, wie ihn erreichen, wenn er in seiner eigenen Welt gefangen ist? Welche Wege können zu ihm führen und den Kontakt mit ihm erleichtern? Wenn er selbst keinen Ausweg findet, vielleicht gibt es Wege zu ihm?

Zusehen und erleben zu müssen, wie ein anderer, dazu vielleicht sogar uns nahestehender Mensch die Depression erträgt und unter ihren Auswirkungen leidet, ist nicht einfach. Vieles kann man hier falsch machen. Die gut gemeinten Ratschläge, die uns in unserer eigenen Hilflosigkeit so schnell über die Lippen kommen wie »Lass dich doch nicht so gehen!« oder »Kopf hoch, es wird schon wieder!«, haben noch nie wirklich gut gewirkt, sondern sie erhöhen im Gegenteil den Druck, der auf depressiven Menschen lastet, und sollten von ihnen am besten ignoriert oder mit einer Portion Ironie betrachtet werden. Was aber könnten und sollten wir aktiv tun, um die Einsamkeit des depressiven Menschen zu beenden oder sie zumindest zu mildern?

Das Erste und Naheliegendste wäre, ihn möglichst nicht allein zu lassen und ständig bei ihm oder in seiner Nähe zu sein. Doch das ist zum einen nicht immer möglich und zum anderen liegen hier nicht der eigentliche Kern des Problems und auch nicht seine

Lösung. Denn die Einsamkeit des depressiven Menschen hat noch eine andere wesentliche Dimension, die von Bedeutung ist und die im Grundwertthema und im Werterleben wurzelt.

Hinter dem Gefühl des Getrenntseins von den anderen und von der Welt und hinter dem Verlust jeglicher Beziehung bilden die fehlende Wertschätzung und der Mangel an Liebe die tieferen Ursachen der depressiven Einsamkeit. Wer sich nicht geliebt, nicht angenommen und angesehen erlebt und wer keine Zugehörigkeit und keine Wertschätzung spürt, ist zur Einsamkeit nahezu verdammt. Ob alleinstehend, zu zweit in einer Partnerschaft oder in einer Großfamilie – immer und überall lauert das Gespenst der Einsamkeit, wenn wir keine Liebe, keine Anerkennung und keine Wertschätzung spüren. Und umgekehrt, wer diese in seinem Leben erfahren darf, der kann wohl allein oder von anderen getrennt sein, aber er kann und wird nicht total vereinsamen.

Daher ist die Einsamkeit der depressiven Menschen so schmerzlich und so unerträglich und in ihrer Intensität gravierender als die vielen anderen Einsamkeiten, die uns allen im Laufe unseres Lebens widerfahren. Denn Depressive erleben nicht nur Getrenntheit, Verlassenheit und allgemeine Beziehungslosigkeit, sondern sie verlieren im Grunde alles, was das Leben ausmacht und was am Leben hält. Es ist, als würde für sie das Leben zu Ende gehen und als wären sie selbst nicht mehr da und schon tatsächlich tot. Kein Wunder, dass man dann nicht mehr leben kann und nicht mehr leben will.

Was bedeutet das aber für den Umgang mit depressiven Menschen und ihrer Einsamkeit?

Die Kraft der Begegnung

Es geht nicht so sehr darum, dass wir den Depressiven vor dem Alleinsein bewahren und immer bei ihm und mit ihm sind, sondern ihm vor allem das Gefühl, ja die Gewissheit geben und ihn spüren lassen: *Du bist nicht allein!* Dieses Gefühl gründet in den Erfahrungen von Nähe, von Zuwendung und Beziehung, in denen

Liebe, Empathie und Wertschätzung ihre emotionale und heilsame Kraft entfalten können. Das sind die *Lebensmittel*, die den tiefen Hunger des einsamen depressiven Menschen stillen können und die die Basis des Umgangs mit ihm und vor allem der therapeutischen Bemühungen bilden sollten.

Während sich der Mensch in der Depression auf seiner einsamen Wanderung von allen verlassen fühlt und alles verloren zu haben glaubt, ist jeder, der ihm wirklich begegnet, ihn begleitet und ein Stück des Weges mit ihm geht, ein Beweis des Gegenteils. Damit lassen wir ihn nicht allein, sondern bewahren ihm den Glauben an das Leben und die Hoffnung auf die Zukunft und halten auf diese Weise die Verbindung zum Leben aufrecht. Aber auch kleine Gesten oder Geschenke oder einfach nur gute Worte, die Aufmerksamkeit und Wertschätzung ausdrücken, haben diese lebenserhaltende Wirkung und vermitteln das Gefühl, dazuzugehören und wertvoll zu sein. Häufig sind es Dinge, die nichts kosten, die aber die Einsamkeit vertreiben oder sie erträglicher machen und die gerade dadurch unendlich kostbar und durch nichts zu ersetzen sind.

Den depressiven Menschen zu erreichen und einen Zugang zu ihm zu finden, ist auch in einer leichten oder mittelschweren Depression nicht immer ganz einfach. Angehörige sind oft ratlos, weil keine Begegnung zustande kommt und keine normale Kommunikation möglich ist. Aber dies ist kein Grund, aufzugeben und nicht trotzdem zu versuchen, ihm nahe zu sein und ihn nicht allein zu lassen. Denn ohne diese Begleitung, ohne das Gefühl, jemand hält auch jetzt noch zu mir, würde die Einsamkeit siegen und der Depressive wieder einmal verlieren, nur weil andere nicht da sind oder zu schnell aufgeben. Bei aller Hilflosigkeit und Ohnmacht, die die Depression verbreitet und mit denen sie auch die Umgebung infiziert, gibt es keine wirksamere Medizin als diese, wobei auch hier Lesen unterstützend und begleitend eingesetzt werden kann.

Kein Buch vermag zwar die unmittelbare Begegnung mit einem anderen Menschen zu ersetzen, geschweige denn all das, was sich in der Begegnung mit ihm und in der Beziehung zu ihm ereignet und darin wirkt. Aber die Literatur kann nicht nur Wege zum depressiven Menschen ebnen und wie eine Verbindungsbrücke fungieren, sondern auf die heilsamen Kräfte, die nur in der Beziehung der Menschen untereinander entstehen, aufmerksam machen. Ob in großen Werken der klassischen Literatur oder in einfachen Liebesromanen – überall geht es um Themen wie Beziehungen, Trennungen, Verluste und um die Einsamkeit, aber auch um rettende Auswege wie Liebe, Freundschaft, Zuneigung oder Mitgefühl. Bücher mit diesen Motiven können zur Reflexion anregen und für die Not eines einsamen Menschen sensibilisieren, aber auch Lösungen und Schritte aus der Einsamkeit aufzeigen.

Viele solcher Texte finden sich in der Welt der Literatur und warten auf einsame Sucher oder auf Menschen, die anderen aus ihrer Einsamkeit verhelfen wollen. Dazu braucht es manchmal gar nicht viel Aufwand, wie das Beispiel belegt, das ich ausgewählt habe.

HILDE DOMIN zeigt in dem Gedicht »Es gibt dich«, wie der Mensch zum Leben erwacht und am Leben gehalten wird in der Begegnung mit anderen, und zwar allein dadurch, dass er gesehen wird und die Aufmerksamkeit bekommt und damit das Gefühl hat, dass es gut ist, dass er da ist.

Es gibt dich

Dein Ort ist
wo Augen dich ansehn.
Wo sich die Augen treffen
entstehst du.

Von einem Ruf gehalten,
immer die gleiche Stimme,
es scheint nur eine zu geben
mit der alle rufen.

Du fielest,
aber du fällst nicht.
Augen fangen dich auf.

Es gibt dich,
weil Augen dich wollen,
dich ansehn und sagen
dass es dich gibt.[38]

In der Begegnung entstehen und wachsen Ansehen, Anerkennung und Wertschätzung, die in der Depression so rar und so bedroht sind, und ihre Wirksamkeit muss nicht erst bewiesen werden.

Ist es nicht erstaunlich, dass von einer einfachen Begegnung zweier Menschen solch heilsame Kräfte ausgehen können? Mit dem anderen einfach nur zu sein, sich ihm zuzuwenden, ihm aufmerksam und einfühlsam zuzuhören oder vielleicht einfach nur mit ihm zu schweigen, ist wahrlich von therapeutischer Relevanz. Denn es vermittelt sich so Vertrauen ins Leben, Hoffnung und Halt werden spürbar und die dunkle Einsamkeit des depressiven Menschen wird vom kleinen Licht durchbrochen.

Daher ist die wirkliche Begegnung mit einem anderen Menschen heilsam. Sie vermag den Depressiven wieder zum Leben zu erwecken und aus dem Gefängnis der Einsamkeit zu befreien, sodass er wieder zu sich selbst und zum Leben kommt.

Das Einzige, was *wir* tun müssen, ist, ihm entgegenzukommen.

Lebensmotivation in und trotz der Depression

Was das Leben so trostlos macht,
ist der Mangel jedweden Motivs.

T. S. ELIOT

Diesen Satz von **T. S. ELIOT**, dem großen amerikanischen Dichter und Dramatiker, würden wohl alle depressiven Menschen bejahen und für richtig halten, denn der permanente Motivationsmangel gehört zu den charakteristischen und prägenden Merkmalen beinahe jeder Depression.

Motivation für den Alltag zu finden, ist schon unter den normalen Lebensbedingungen und bei bester gesundheitlicher Verfassung etwas, was nicht immer gelingt und nicht jedem leichtfällt. Jeden Tag immer nur das Gleiche tun zu müssen, wie es beispielsweise im Haushalt der Fall ist oder im Beruf, am Fließband, in der Werkstatt oder im Büro, kann auf die Dauer demotivierend sein und jede Lebenslust und Lebensfreude vernichten. Von hier ist es oft nur ein kleiner Schritt in eine depressive Verstimmung, vor allem wenn man längere Zeit das Eigene und sich selbst aus den Augen verliert.

In der Depression potenzieren sich die demotivierende Belastung und Wirkung solcher und ähnlicher Vorgänge durch verschiedene Umstände um ein Vielfaches. Wenn man sich gerade noch am Leben hält und nur mit größter Mühe die alltäglichen Pflichten erledigt, um über die Runden zu kommen – wie soll man da noch motiviert sein?

Depression und Lebensmotivation sind wie zwei Gegensätze, die gar nicht zueinander passen und sich regelrecht ausschließen. Und doch brauchen Menschen auch in Zeiten der Krise oder in der Depression eine Art Basismotivation, um die schwierige Lebensphase zu überstehen und durchzuhalten. Es geht dabei nicht um die alltägliche Motivation, die wir alle jeden Tag mehr oder weniger nötig haben, sondern um Lebensmotivation, die aus der Resignation herausführt und die *trotz* der allgegenwärtigen Verzweiflung wie ein Rettungsring über Wasser hält, wenn dieses bis zum Hals steigt. Aber wie diese Motivation in der Depression wecken und vor allem dauernd erhalten?

Lebensmotivation kann man nicht programmieren oder rational vermitteln. Sie entsteht im Gefühl und im Herzen, wenn wir Motive und Gründe zum Leben haben oder Ziele, die wir verfolgen und erreichen wollen. Nichts motiviert so sehr wie ein Wert, den wir als unseren eigenen Wert erkennen und den wir verwirklichen wollen. Denn Werte wirken wie Magnete, sie ziehen uns an, mobilisieren unseren Lebenswillen und werden dadurch zu Motiven unseres Handelns.

Wie bei einem Maler, der in der Landschaft ein Motiv findet, dessen Schönheit ihn so berührt und so fasziniert, dass er es unbedingt auf die Leinwand bringen und verewigen will, sind die Motive, die wir im Leben entdecken und zu unseren Lebensmotiven machen, von enormer Bedeutung für uns und unser Leben. Sie entwickeln starke Lebenskraft, aber ebenso Ausdauer, Geduld und Mut, die uns dazu befähigen, auch schwere Lebenssituationen zu bestehen und zu bewältigen und sogar dann trotzdem Ja zum Leben zu sagen.

Und natürlich braucht das Leben auch und gerade in der Depression Gründe, Motive und Ziele, um zu überleben. Aber gibt es sie überhaupt noch in der Depression? Sind hier wirklich alle Gründe, Motive und Ziele unwiederbringlich verloren oder werden sie bloß nicht gesehen in dem Nebel, den die Depression überall verbreitet?

FRIEDRICH HÖLDERLIN, der zeit seines Lebens von Versagensängsten und Selbstzweifeln geplagt wurde und immer wieder auch unter schweren Depressionen litt, suchte selbst nach solchen Lebensmotiven. In einem Gedicht, das er seinem Freund Christian Ludwig Neuffer im März 1794 schickte, geht es um die große Frage nach dem Wert und nach dem Sinn des Lebens. In einer Art existentieller Lebenszwischenbilanz überlegt der Dichter, was ihn eigentlich noch am Leben hält und ob es sich noch zu leben lohnt.

Noch kehrt in mich der süße Frühling wieder,
Noch altert nicht mein kindischfröhlich Herz,
Noch rinnt vom Auge mir der Tau der Liebe nieder,
Noch lebt in mir der Hoffnung Lust und Schmerz.

Noch tröstet mich mit süßer Augenweide
Der blaue Himmel und die grüne Flur,
Mir reicht die Göttliche den Taumelkelch der Freude,
Die jugendliche freundliche Natur.

Getrost! es ist der Schmerzen wert, dies Leben,
Solang uns Armen Gottes Sonne scheint,
Und Bilder bessrer Zeit um unsre Seele schweben,
Und ach! mit uns ein freundlich Auge weint.[39]

Es sind ermutigende und motivierende Worte eines Menschen, dem die Not und die Drangsal des Lebens nicht fremd waren und der selbst schon oft am Rande der Verzweiflung stand. Noch gibt es Trost, noch gibt es Zuversicht und Hoffnung auf die Zukunft, noch ist das Leben lebenswert und sogar der Leiden und der Schmerzen wert, weil etwas da ist, was *noch* am Leben hält: der Himmel, die Sonne, die Natur und ein anderer Mensch, der mitfühlt und vielleicht sogar mitleidet.

All das, was HÖLDERLIN in seinem Gedicht aufzählt, sind Gründe zum Leben, Motive zum Weitermachen und zum Nichtaufgeben und zugleich kleine Antworten auf die große ewige Frage, warum und wozu noch leben.

Dieses *Noch* im Leben zu finden, ist besonders in Zeiten der Krise eine große Kunst. Warum gelingt dies aber manchen Menschen eher als anderen? Gibt es Motivationsfaktoren, die vor dem Aufgeben und vor der Resignation schützen und bewahren können? Gibt es etwas, was die Lebensmotivation nicht erlöschen lässt oder zumindest etwas sicherer macht?

Ich möchte in diesem Zusammenhang drei zentrale Begriffe der Logotherapie nennen und sie mit kurzen literarischen Zitaten belegen, die dabei helfen können, eine Lebenseinstellung in uns zu ver-

ankern und zu begründen, die motivationsfreundlich und -förder-
lich ist. Solche Texte kann man leicht auswendig, vor allem aber
inwendig lernen und behalten und sie ein Leben lang buchstäblich
als kostbaren *Wortschatz* im Herzen tragen.

Der Aufgabencharakter des Lebens

Es gibt nichts auf der Welt, das einen Menschen so sehr befähigte,
äußere Schwierigkeiten oder innere Beschwerden zu überwinden – als: das Bewusstsein, eine Aufgabe im Leben zu haben.[40]

Diese Worte notierte VIKTOR E. FRANKL im Lager Theresien-
stadt im Jahre 1943 auf der Rückseite eines Flugblatts, das seine
Vorträge ankündigte, die er für seine Mitgefangenen hielt. Angesichts der Unsicherheit des Daseins, der täglichen Lebensbedro-
hung und der allgegenwärtigen Angst, mit denen er und die anderen Häftlinge damals konfrontiert waren, entstand in ihm die Idee,
die Jahre später ein wesentliches Element seines therapeutischen
Ansatzes wurde.

Wenn man das Leben als eine Aufgabe betrachtet, entfaltet dies
eine motivierende Kraft, und dann vermag man es immer oder
zumindest leichter zu ertragen. Aus dieser Lebenseinstellung ergeben sich Lebensmotive, erwachsen Motivation und Sinn, und der
Mensch ist wieder fähig, aus der ihn lähmenden Passivität zur Auseinandersetzung mit dem Leben zu kommen.

Dass das Leben uns nicht nur gegeben, sondern *aufgegeben* ist,
ist eine Wahrheit, die viele Menschen in ihrem Leben schon als
richtig und hilfreich erfahren haben. Gerade in Situationen, wo wir
an eine Grenze stoßen und nicht mehr weiterkönnen, kann diese
Sicht des Lebens heilsam sein und helfen, Durststrecken zu überwinden. Es bleibt nur die Frage, ob dies auch in der Depression
praktiziert werden und zu deren Bewältigung beitragen könnte.

Das Leben als eine Aufgabe zu sehen, kann uns davor bewahren,
aufzugeben und zu resignieren. Für jemanden da zu sein, gebraucht
zu werden und sich nützlich zu fühlen, hat einen enormen thera-

peutischen Wert und kann sinnstiftend sein. Diese Wirkung wäre in der Depression mehr als nur wünschenswert, und würde sie tatsächlich zum Tragen kommen, wäre das therapeutisch von großem Nutzen. Doch was ist eigentlich die Aufgabe, die das Leben uns Menschen in der Depression stellt?

Die erste Aufgabe, die oberste Priorität hat, besteht darin, sich der Depression zu stellen und zu versuchen, sie auszuhalten, zu erdulden, in ihr zu überleben und sie schließlich zu überwinden. Diese Aufgabe sollte nicht als Pflicht und als Muss verstanden werden, denn davon gibt es in der Depression mehr als genug, sondern als eine Halt gebende Komponente in der Krise des Lebens.

Es gibt Zeiten im Leben, in denen es nicht darum geht, Erfolge zu haben oder großartige Leistungen zu vollbringen, sondern in denen unsere einzige dringendste Aufgabe darin besteht, eine Krankheit, eine Krise oder einen Schicksalsschlag zu ertragen. Sich hier zu bewähren und nicht unterzugehen und aufzugeben, ist etwas, was mit keiner anderen Leistung verglichen werden kann, und hat damit einen unermesslich großen Wert in der Lebensgeschichte eines jeden Menschen.

Der Aufgabencharakter des Lebens und die Lebenseinstellung, die daraus erfolgt, könnten auch einen Ausweg aus der allgemeinen Orientierungslosigkeit und dem Lebensüberdruss in der Depression bieten. Die Betroffenen fühlen sich oftmals nutzlos und betrachten ihr Dasein als inhaltslos, zwecklos und leer. Hier können auch kleine unscheinbare und alltägliche Aufgaben wie Gartenarbeit, Pflege der Zimmerpflanzen oder der Haustiere Halt gebend, strukturierend und stabilisierend wirken. Sie stärken die Lebensmotivation und den Lebenswillen und helfen dabei, wieder langsam in ein normales Leben zurückzukehren.

Das Leben im »Aufgabenmodus« bedeutet aber auch, immer und in jeder Situation genau zu schauen, wo mir etwas aufgegeben ist und nach bestem Wissen und Gewissen zu entscheiden, was zu tun ist. Deshalb spricht FRANKL im Zusammenhang mit dem Aufgabencharakter des Lebens oft von der existentiellen Lebenshaltung des Menschen oder von der »existentiellen Wende«, die ein weiterer Motivationsfaktor in der Krise sein kann.

Die existentielle Wende

Das Leben selbst ist es, das dem Menschen Fragen stellt. Er hat nicht zu fragen, er ist vielmehr der vom Leben her Befragte, der dem Leben zu antworten – das Leben zu verantworten hat.[41]

Im Gegensatz zu der heute weitverbreiteten Anspruchs- und Erwartungshaltung an das Leben, ist die existentielle Haltung, die VIKTOR E. FRANKL hier meint, eine Haltung der vertrauensvollen Offenheit dem Leben gegenüber. Bei der existentiellen Wende geht es um eine radikale Abkehr von der Frage: »Was erwarte ich vom Leben?«, hin zu der Frage: »Was erwartet das Leben von mir und was wartet auf mich?« Diese Lebenseinstellung ist Voraussetzung eines sinnerfüllten Lebens, aber auch von eminenter Bedeutung für die Bewältigung einer Krise.

Im Grunde handelt es sich hier um eine fundamentale Veränderung der Perspektive und der Sicht des Lebens, die uns von der passiven, abwartenden und damit letztlich vom Leben trennenden Haltung befreien soll zu einer offenen und antwortenden Haltung, die uns *wirklich* zum Leben bringt und durch die wir unser Leben immer verantworten können.

ALFRIED LÄNGLE, der in den letzten Jahren FRANKLs Grundkonzepte entscheidend weiterentwickelt hat, fasste die existentielle Wende in einer treffenden kurzen Sentenz zusammen:

Menschsein heißt: in Frage stehen – Leben ist Antwort geben.[42]

Dieser Satz besitzt auch in der Depression seine absolute Gültigkeit und verliert nichts von seiner Bedeutung. Denn in dieser schweren Lebenssituation wird der Mensch radikal in Frage gestellt und das Leben verlangt dringend nach Antworten. Aber was und wie sollten depressive Menschen in dieser Ausnahmesituation antworten, zumal sie ihr in der Regel ratlos gegenüberstehen?

Mit dem eingeengten und vernebelten Blick auf die Wirklichkeit des Lebens sind Menschen in der Depression häufig vorschnell geneigt, zu resignieren und zu kapitulieren. Es geht nichts mehr, es lohnt sich nicht, das hat doch alles keinen Sinn, sagen sie, womit sie gleichsam die Anfangstöne einer Symphonie anstimmen, die nicht anders als traurig und in Moll weitergehen kann. Die Passivität, die daraus unvermeidlich erwächst und die ein Teil der depressiven Störung ist, tut ein Übriges. Da ist es mehr als eine Kunst, herauszufinden, wie die Antwort auf die Anfrage der Depression überhaupt aussehen soll.

Die Antwort könnte beispielsweise darin liegen, die Depression nicht nur als Krankheit und Störung, sondern als Herausforderung und Aufgabe zu sehen und anzunehmen. Vielleicht gelingt es dann sogar, das Leben nicht völlig dem Kommando und dem Regiment der schwarzen Dame zu überlassen und sich kampflos zu ergeben, sondern zu schauen, wo es kleine Freiräume gibt, in denen man die Krise überleben könnte. Oder wären noch andere Strategien denkbar, um mit der depressiven Bedrohung besser fertigzuwerden?

Manchmal ist es hilfreich, sich an vorherige Krisen zu erinnern und daran, wo damals der rettende Ausweg und die Lösung zu finden waren. Gewiss wird dies nicht immer möglich sein und nicht immer lässt es die Depression zu. Aber allein der Gedanke der existentiellen Wende und das Überlegen der möglichen Alternativen und Antworten befreit von der Opferrolle und von der passiven Haltung, sich hilflos dem Schicksal der Depression zu ergeben. Möglicherweise könnte so die existentielle Wende auch zu einer entscheidenden Wende in der Depression werden oder zumindest etwas von ihrem endgültigen und bedrohlichen Charakter wegnehmen.

Und doch zeigen die Lebenserfahrung und die Realität: So heilsam und motivierend der Aufgabencharakter des Lebens und die existentielle Haltung des Menschen in der Krise wirken und sich auch im Alltag bewähren mögen, sie sind keine Zaubermittel, die die Lebensmotivation in jedem Fall garantieren. Wenn wir realistisch sind und die Übermacht so mancher Depressionen überdenken, die alles in ihrer kalten und lebensfeindlichen Dunkelheit verhüllen und zu verschlingen drohen, dann müssen wir in aller Bescheidenheit feststellen, dass dieses Leiden wie kein anderes die Lebenssubstanz des Menschen vernichtet.

Doch es gibt noch ein drittes motivierendes Element, das an eine, vielleicht sogar die letzte Motivationskraft, die dem Menschen gegeben ist, appelliert und sie zu entfachen vermag.

Die Trotzmacht des Geistes

Ob [...] der eine Mensch sich von seiner endogenen Depression distanziert, während sich der andere in diese Depression fallenlässt, liegt nicht an der endogenen Depression, sondern an der geistigen Person. Und zwar leistet dieses Geistige – mit anderen Worten: die Person – den gekennzeichneten existentiellen Aufschwung über sich selbst hinaus kraft dessen, was wir in der Existenzanalyse die Trotzmacht des Geistes nennen.[43]

Wenn keine Wege *aus* der Depression herausführen, wenn keine Lebensmotivation *in* der Depression zu finden ist oder sie noch nicht gefunden werden kann – könnte man vielleicht versuchen, *mit* der Depression oder, besser gesagt, *trotz* der Depression zu leben? Aber wie sollte dies möglich sein und vor allem, was könnte Menschen in der Depression dazu ermutigen und befähigen?

Erstaunlich und relativ oft zu beobachten ist, dass ein und dasselbe Schicksal oder Leiden den einen Menschen zum Resignieren und Aufgeben zwingt, während ein anderer dem Unheil aus irgendeinem Grund zu widerstehen vermag. Es muss wohl eine Kraftquelle geben, zu der manche Menschen einen guten Zugang haben, die ihnen erlaubt, schwere Lebensprüfungen besser zu bestehen und zu bewältigen.

Mit dem Begriff »Trotzmacht des Geistes« bezeichnete VIKTOR E. FRANKL die grundsätzliche Fähigkeit des Menschen, sich nicht nur von der Lebenssituation, in der er sich befindet und die ihn belastet, zu distanzieren, sondern ihr regelrecht zu widerstehen und zu trotzen. In diesem Vermögen, sich den äußeren Umständen ebenso wie inneren Zuständen zu widersetzen, liegt die Möglichkeit, das Schicksal selbst zu gestalten, aber auch die Freiheit den Bedingungen des Lebens gegenüber.

Die Trotzmacht des Geistes kann leider nicht auf Rezept verschrieben oder mittels einer Therapie vermittelt werden. Doch sie kann entstehen und sich gewissermaßen entzünden an dem, was für uns wichtig, wertvoll und sinnvoll ist. Diese geistige Kraft im Menschen ist manchmal das Einzige, was in kritischen Lebenssituationen den Lebenswillen erhält, und ist von daher heilsam und therapeutisch von großer Bedeutung.

VIKTOR E. FRANKL ist selbst ein glaubwürdiger Zeuge seiner Lehre und beweist mit seiner Lebensgeschichte und mit seiner Haltung exemplarisch, dass der Mensch sich dem Schicksal und den Bedingungen des Lebens nicht ergeben muss. Sein Buch »... trotzdem Ja zum Leben sagen«, in dem er seine Erlebnisse im Konzentrationslager eindrucksvoll beschrieb, wurde zu einem Bestseller und gab Millionen Menschen in ähnlich schweren oder gar aussichtslosen Lebenssituationen Trost und Mut zum Weiterleben.

Die zentrale Botschaft des Buches ist, dass der Mensch sogar in extremen Situationen überleben kann, wenn er einen Sinn im Leben sieht. FRANKL machte im Konzentrationslager die wichtige Beobachtung, dass gerade diejenigen Häftlinge bessere Aussichten hatten, zu überleben, auf die jemand wartete oder aber die eine Aufgabe hatten, die sie im Leben noch erfüllen wollten. Für FRANKL selbst, der seine gesamte Familie im Konzentrationslager verlor, war es die große Hoffnung, irgendwann ein Buch zu schreiben und Vorlesungen über seine Erlebnisse zu halten; eine Hoffnung, die sich tatsächlich Jahre später auch erfüllen sollte.

Viele Menschen haben gerade in schweren Lebenssituationen, die eine große Herausforderung an uns sind, die Erfahrung gemacht, dass es *trotzdem* möglich ist, zu bestehen, und dass aus dem Erlebten sogar noch etwas Gutes und Sinnvolles erwachsen kann. Auch wenn diese Erfahrung keine alltägliche ist und nicht jeder solch eine Kraft zu entwickeln vermag, ist die Trotzmacht des Geistes kein seltenes Phänomen, für das das Leben immer wieder erstaunliche Beispiele liefert. Doch worauf gründet solch eine trotzende Lebenseinstellung letztendlich? Und wie kann sie wachgerufen und am Leben gehalten werden, wenn sie gebraucht und notwendig wird?

Kaum ein anderer Satz wird von VIKTOR E. FRANKL in seinen Publikationen und Vorträgen öfter zitiert als die berühmten Worte FRIEDRICH NIETZSCHEs:

Wer ein Warum zu leben hat, erträgt fast jedes Wie.[44]

In diesen Worten liegt gleichsam die Essenz der FRANKL'schen Logotherapie, zugleich ist es aber auch die Erklärung und die Begründung für die Kraft und die Wirkung der Trotzmacht des Geistes. Wenn der Mensch in seinem Leben eine Aufgabe oder einen Lebensinhalt findet, wenn er weiß, dass es jemanden oder etwas gibt, für wen oder wofür er leben will und es sich zu leben lohnt, dann entwickelt er die Kraft, *trotzdem Ja zum Leben zu sagen,* und ist imstande, Krankheiten, Verluste, Schicksalsschläge und sogar die Angst zu überwinden.

Anders ausgedrückt: Wer einen Grund zum Leben entdeckt und die Antwort auf die Frage, was ist in meinem Leben wert, dass ich es unbedingt leben und verwirklichen will, der kann sogar schwere Lebenssituationen bestehen und wird nicht so schnell verzweifeln und resignieren. Das *Wie* des Lebens wird dann zweitrangig oder gar nebensächlich, wenn das *Warum* bedeutsam und wesentlich wird und die Kraft zum Leben gibt.

Der Mensch braucht immer ein Warum, braucht einen Grund, braucht Ziele und Werte, doch in schwierigen Lebenssituationen und in Krisen werden diese dringend gebraucht. Denn wer in seinem Leben eine, auch noch so kleine, Sinnmöglichkeit entdeckt oder zumindest an den Sinn des Lebens glaubt, kann dem Schicksal opponieren und trotzen und es schließlich bewältigen. Hier liegen die eigentlichen Wurzeln einer echten Lebensmotivation, die sich sogar in existentiellen Randsituationen behaupten und bewähren kann.

Wo gibt es aber, wo könnte es Gründe geben in der Depression? Ist hier nicht eine der wenigen Situationen, in denen wir buchstäblich *am Ende* sind und die Fragen nach dem Warum und Wozu des Lebens unbeantwortet bleiben? Was bleibt dann noch übrig, was *noch* am Leben hält?

Auf der Suche nach tragendem Lebensgrund

Ohne Zweifel ist die Depression eine Grenzerfahrung, die uns Menschen alles abverlangt und uns radikal in Frage stellt. Aber könnte nicht vielleicht auch etwas Rettendes in dieser großen Gefahr liegen, in der wir gezwungen sind, *zu Grunde zu gehen* und zu schauen, was uns noch trägt und worauf letztendlich noch Verlass ist?

Auch wenn dies äußerst ungewöhnlich ist und es wohl noch in keinem Buch der Welt zu lesen war, möchte ich Sie nun bitten, die Lektüre für eine Weile zu unterbrechen und kurz bei der Frage nach Ihrem *Lebensgrund* zu verweilen. Wenn Sie bisher in diesem Kapitel noch keine Anregung, kein bewegendes Moment oder keinen motivierenden Impuls gefunden haben, die Ihre Lebensmotivation auch nur ein wenig gestärkt oder inspiriert haben, wäre es vielleicht jetzt an der Zeit, etwas genauer die eigene Lebenslage und die Lebenswurzeln zu betrachten und zu reflektieren: Wo liegen *meine* Gründe und *meine* Werte, wo sind *meine* Lebensinhalte und Aufgaben und wo und wie könnte *ich* Antworten auf die Fragen finden, die das Leben *mir* jetzt stellt?

All das sollte natürlich ohne Zwang und ohne Druck erfolgen, sondern als eine Art geistige Abwehr und als eine kleine Übung der Trotzmacht des Geistes gesehen und verstanden werden. Nicht weil es in diesem Buch steht oder weil andere es für richtig halten, sondern weil man es sich selber schuldig ist, ja, vor sich selbst verantwortlich ist und jeden, aber auch jeden Rettungshalm ergreifen sollte, der die Lage ändern könnte.

Manchmal findet man auf Anhieb gar nichts und die Depression arbeitet auch hier mit allen Mitteln dagegen, dass etwas gefunden wird. Wichtig scheint mir bei dieser Suche, den Blick auch für kleine Dinge nicht zu verlieren. Denn die Antwort auf die große Frage nach dem Warum und nach dem Wozu liegt oftmals in kleinen unscheinbaren Sachen, deren Wert wir häufig allzu schnell übersehen. Doch gerade diese alltäglichen Dinge, Pflichten und Gewohnheiten vermögen uns in Ausnahmesituationen Halt zu geben und am Leben zu halten.

Nicht selten ist zu beobachten, wenn einem selbst alles gleichgültig ist und nichts mehr zum Leben motiviert, dass ein anderer
Mensch, der uns wichtig und wertvoll ist, der Grund dafür ist, dass
man trotzdem leben will und sogar Leid und Schmerzen ertragen
und erdulden kann.

So erzählte mir vor Jahren eine junge Frau, die immer wieder in
depressiven Phasen versank und unter schweren Angstzuständen
litt, dass für sie schon das normale Leben, der ganz gewöhnliche
Alltag eine Qual und eine große Überwindung darstellten. Die
täglichen Pflichten, Haushalt, Familie – beinahe alles, was sie tat,
war mit Angst, mit Selbstzweifeln und mit Versagensgefühlen verbunden, die ständig großen Druck erzeugten. Aber es gab eine
Ausnahme. Denn wie sie mir fast schon glücklich und ein wenig
stolz versicherte: »Für meine Kinder bin ich eine Löwin ...!« Ob
Elternsprechtag in der Schule oder der Besuch in einem Freizeit-
park am Wochenende – wenn es um ihre Kinder ging, war die
junge Mutter in der Lage, nicht nur ihren Depressionen zu trotzen,
sondern auch ihre Ängste zu vergessen und zu überwinden. Die
Kinder, die ihr einziger Lebensinhalt waren und ihrem Leben einen
Sinn gaben, waren auch der Grund dafür, dass es ihr zumindest
zeitweise gelang, ihren psychischen Beschwerden zu widerstehen.

Einem anderen beeindruckenden Beispiel für die Trotzmacht
des Geistes begegnete ich bei einem meiner letzten Schulprojekte.
Eine Schülerin, die magersüchtig war und die nach vielen Wochen
und Monaten mit Therapien und Klinikaufenthalten endlich wieder in den normalen schulischen Alltag zurückkehren durfte, erzählte mir in einem privaten Gespräch, dass der eigentliche Grund
für ihre Genesung und die Bewältigung der Krankheit nicht sie
selbst, sondern ihre Schwester war. Sie wollte um jeden Preis vermeiden, dass ihre jüngere Schwester, die sie über alles liebte, irgendwann ihrem schlechten Beispiel folgt und auch der Mager-
sucht verfällt. Diese Tatsache gab ihr Kraft, Ausdauer und Mut, zu
kämpfen und sich aus der Umklammerung der Sucht endlich zu
befreien.

Weil etwas im Leben sinnvoll ist, weil es wert ist, gelebt und
verwirklicht zu werden, entwickeln wir die Kraft, die uns dazu be-

fähigt, sogar schwere Lebenskrisen zu ertragen und durchzuhalten. Aber niemals entsteht diese Kraft einfach so, aus dem Nichts. Die Trotzmacht des Geistes braucht ein Warum, braucht Gründe und Werte, die sie zum Leben entfachen und die ihre eigentliche heilsame Wirkung ausmachen.

Literatur als Motivationsquelle

Diese heilsame und lebensmotivierende Kraft kann auch mithilfe der Literatur in uns erweckt werden und zur Wirkung gelangen. Bücher können die Lebensmotivation stärken, motivierende Impulse geben und gerade in Krisen, von denen niemand im Leben verschont bleibt, ermutigend und mobilisierend wirken. Indem sie Lebensmotive aufzeigen oder diese in Erinnerung rufen oder aber indem sie demotivierenden, dunklen und pessimistischen Gedanken entgegenwirken, haben sie eine therapeutische Relevanz und sollten auch und gerade im Zusammenhang mit der Depression nicht unterschätzt werden.

Die motivierende Wirkung der Literatur hat ihren wesentlichen Ursprung in der emotionalen Berührung des Lesers, aus der sie ihre eigentliche Kraft bezieht. Alles, was uns in der Tiefe positiv berührt, hat ein heilsames Potential in sich, *bewegt* uns im wahrsten Sinne des Wortes und entfaltet ungeahnte Kräfte, die die Selbstheilung in Gang bringen können. Dabei spielt auch die Thematisierung der Sinnfrage eine wichtige und entscheidende Rolle, weil von ihr die Lebensenergie ausgeht und in ihr unser Lebenswille seinen großen Halt findet. Auf diese Weise hat Literatur eine unersetzliche Bedeutung in Zeiten der Krise. Wenn die Seele am Verhungern und auf nichts anderes Verlass ist, können Worte geistige Nahrung sein und den Menschen vor dem Aufgeben und der Resignation bewahren.

Für mich persönlich war und ist die Poesie die größte Quelle der Lebensmotivation. Sie erreicht die Seele unmittelbar, durch sie finde ich einen tieferen Zugang zu mir, zu meiner Intuition und meinem Herzen und mit ihrer Hilfe auch einen anderen Zugang zur Wirklichkeit des Daseins. Aus Gedichten, aus Liedern und Psalmen strömt mir eine Kraft zu, die ich sonst nirgendwo anders finde und die ich nicht missen mag. Hier gibt es immer Trost und Halt, hier gibt es Hoffnung und neuen Lebensmut. Viele einzelne Sätze bleiben mit der Zeit im Gedächtnis hängen, prägen sich ein und werden zur Lebensweisheit, die zu leben, ja zu überleben hilft und die in dunklen Stunden oftmals das einzige Licht zu verbreiten vermag.

Der bei uns kaum bekannte polnische Dichter, Schriftsteller und Liedermacher EDWARD STACHURA, der in seinem kurzen Leben viele psychische Krisen und depressive Phasen durchmachte, thematisierte in seinem Werk häufig tiefe existentielle Erfahrungen. In einem sehr bewegenden Gedicht, das in vielerlei Hinsicht an die Poesie HÖLDERLINs erinnert und wahrscheinlich in einer Zeit großer seelischer Not entstand, sucht der Dichter nach einer Antwort auf die dringende Frage nach dem Wozu und nach dem Wert des Lebens angesichts einer Wirklichkeit, die voller Zweifel und Resignation ist:

Ist es wert

Man könnte stürzen und fallen
Bei jeder Bewegung und jedem Schritt.
Und jede Nacht nur Schluchzen und Weinen
Und Verzweiflung.

Aber ist es wert?
Vielleicht ist's nicht wert?
Wohl ist's nicht wert …
Eigentlich ist's nicht wert.
Nein, nein – es ist nicht wert.

Man könnte umkommen wie nichts:
Für Adern gibt's Messer.
Oder sich stürzen von oben
Auf Straßenpflaster in die Tiefe.

Aber ist es wert?
Vielleicht ist's nicht wert?
Wohl ist's nicht wert …
Nein, nein – es ist nicht wert.

Man könnte fahren in die Städte
Oder in den Wald, in die Heide.
Auf Pferde und jagen
Das Himmelsgewölbe.

Aber ist es wert?
Vielleicht ist's nicht wert?
Ach, es ist wohl wert …
Ja, doch – es ist wert.
Sehr ist es wert.
Oh, ja – es ist wert.
Und wie ist es wert![45]

Ich glaube zutiefst, dass der Dichter recht hat, und ich hoffe, dass auch Sie durch die Worte dieses Gedichts die lebensrettende Entdeckung machen und zu der heilsamen Erkenntnis kommen: Für irgendetwas oder irgendjemand hat es immer einen Wert, zu leben und auch schwere Stunden und Tage durchzustehen und einfach nur – weiterzuleben. Geduld und Hoffnung können daraus entstehen und sich daran aufrichten, und die geheimnisvolle Kraft, die in jedem von uns schlummert, die Trotzmacht des Geistes, kann auf diesem Boden wachsen und gedeihen.

Don Quichotte als motivierendes Vorbild

Auch in anderen literarischen Gattungen finden sich genügend ermutigende Beispiele, die zum Leben motivieren und die mitten in der Trostlosigkeit des Daseins an das Prinzip Hoffnung erinnern und den Glauben an den Sinn des Lebens erhalten. Von großer therapeutischer Bedeutung sind vor allem Bücher, die zum Leben

113

trotz der Depression ermuntern und die Mut machen, durch das dunkle Tal zu gehen, weil auch dies zum Leben gehört und irgendwann vorbeigeht.

Besonders die Literatur, die modellhaften Charakter hat und zum Nachahmen und zur Nachfolge inspiriert, ist bibliotherapeutisch sehr wertvoll. Viele Biographien und biographische Romane, aber auch Tagebücher oder Briefe können hier sinnvoll sein und motivierend wirken. Sie zeigen uns immer wieder, dass wir Krisen, Krankheiten oder Schicksalsschläge bewältigen können, wenn etwas im Leben noch auf uns wartet oder wenn wir Aufgaben haben, die für uns wichtig und bedeutsam sind. Solche Bücher können in Krisenzeiten wegweisend sein, zum Kampf und zur Auseinandersetzung ermuntern und aus der Ausweglosigkeit der eigenen Lage herausführen.

In diesem Zusammenhang kommt mir als Erstes das literarische Schaffen von CHARLES DICKENS in den Sinn. In seinen Romanen wie beispielsweise »Oliver Twist« oder »David Copperfield« befasst er sich nicht nur mit sozialer Ungerechtigkeit und mit gesellschaftlichen Missständen der damaligen Zeit, sondern zeigt auch exemplarisch, wie der Mensch seinem Lebensschicksal trotzen kann und, wie schwer die Lage auch sein mag, niemals Hoffnung und Mut verlieren darf.

Ein schönes literarisches und ermutigendes Beispiel gerade im Kontext der Depression ist auch der berühmte »Don Quichotte« von MIGUEL DE CERVANTES. Die fast schon märchenhafte Gestalt des einsamen Ritters aus La Mancha faszinierte mich schon immer, und ich erkannte bereits bei der ersten Lektüre, dass dieses Buch weit mehr als nur eine leichte Komödie ist, sondern ein großes Drama, das wichtige existentielle Grundfragen des Menschseins behandelt.

Don Quichotte, der mit seinem Diener Sancho Panza in die weite Welt auszieht, um Abenteuer zu bestehen und sich bezeichnenderweise selber »der Ritter von der traurigen Gestalt« nennt, steht stellvertretend für das Lebensschicksal vieler Menschen, für die das Leben aus unterschiedlichen Gründen nur Kampf, Anstrengung und Last bedeutet. Die Komik dieser Figur ist nur eine äußere Hülle, darunter liegt das Streben des Menschen nach Höherem, nach dem Sinn des Daseins und zugleich eine ungeheuere Tragik des Scheiterns, der Niederlagen und Verluste, die das Leben oft so schwer und so bedrückend machen. Aber, und hier liegt das heilsame Moment dieser Geschichte, die eigentliche Botschaft des Buches ist, dass der Mensch im Leben erst in der Selbstüberwindung zur Lebensfreude und zum Glück gelangt und zu sich selbst findet.

Dass sich das Leben zuweilen so anfühlt, wie es in der Depression der Fall ist, als würde es nichts Gutes für uns bereithalten, als würden wir gegen Windmühlen kämpfen, ohne Aussicht auf Erfolg und als gäbe es hinter all dem, was wir erleben, keinen Sinn, ist eine Erfahrung, die keinem erspart bleibt. Dann *trotzdem Ja zum Leben sagen*, ist mehr als nur Lebenskunst und Lebensweisheit, sondern eher ein Geschenk, Glück oder sogar Gnade.

Bei allem, was wir Menschen selber tun können, um in diesen Lebenssituationen zu bestehen, bleibt noch eine kleine, aber reale Hoffnung: dass sich manchmal wie durch eine Fügung des Schicksals oder durch die Vorsehung die äußeren Umstände günstig verändern und sich Türen öffnen, die vorher gar nicht da waren, oder sich Lösungen ergeben, an die wir im Entferntesten nicht dachten. Auch dieses kommt in dem großen Spiel des Lebens vor und sollte nicht vergessen werden.

Das Gedicht »Augenschein« von ERNST GINSBERG strahlt solche Zuversicht und Hoffnung aus, gleichzeitig animiert es aber zum tieferen und genaueren Schauen auf die Lebensrealität, das Menschen in der Depression so sehr fehlt und zu dem sie nicht fähig sind. Der Autor hatte selbst ein sehr schweres Schicksal zu tragen und litt in den letzten Jahren seines Lebens an einer unheilbaren Nervenerkrankung, die ihn immer mehr einschränkte. Als er am Ende fast völlig gelähmt war und sich weder bewegen noch schreiben oder sprechen konnte, diktierte er seine Gedichte mithilfe des Morsealphabets mit den Augen, verlor aber trotzdem nicht den Lebensmut.

Zur Nacht hat ein Sturm alle Bäume entlaubt
sieh sie an, die knöchernen Besen.
Ein Narr, wer bei diesem Anblick glaubt
es wäre je Sommer gewesen.

Und ein größerer Narr, wer träumt und sinnt
es könnt je wieder Sommer werden.
Und grad diese gläubige Narrheit, Kind,
ist die sicherste Wahrheit auf Erden.[46]

Die heilsame Kraft der Liebe

Die beste Arznei für den Menschen
ist der Mensch. Der höchste Grad
dieser Arznei ist die Liebe.

PARACELSUS

Der große Arzt, Naturforscher und Philosoph PARACELSUS, der im 16. Jahrhundert in nahezu ganz Europa bekannt war, gilt als Begründer und Wegbereiter der modernen Medizin. Seine Berühmtheit verdankte er seinem umfassenden Wissen und seinen legendären Heilungserfolgen, und seine Erkenntnisse und Erfahrungen waren und sind bis heute für die Heilkunde und für die Arzneimittellehre von Bedeutung. Doch nicht nur in dieser Hinsicht sind PARACELSUS' Wissen und Wirken bahnbrechend und revolutionär. Er erkannte, dass der Mensch nur ganzheitlich behandelt und geheilt werden kann und dass die Seele und der Geist dabei eine herausragende Rolle spielen. Damit kann er auch als ein Vorläufer der psychosomatischen Medizin gelten. Jede Krankheit, so PARACELSUS, kann auch etwas Positives bewirken und dem Menschen Weisheit schenken und sollte daher als ein Mittel zur Selbsterkenntnis genutzt werden.

Das einführende Zitat zu diesem Kapitel, das aus der Feder des PARACELSUS stammt, zeigt, wie wichtig der Mensch und die menschliche Begegnung sowie deren höchste Form, die Liebe, in der Medizin und Therapie sind und sein können. Diese Erkenntnis ist nach wie vor aktuell und zugleich ein hohes Ideal, das in der täglichen medizinischen Praxis nicht immer verwirklicht werden kann und manchmal sogar einen Seltenheitswert darstellt.

Dass die Liebe ganz wesentlich zum Leben dazugehört und ohne sie kein Mensch leben kann, ist eine allgemein menschliche Erfahrung. Die Liebe ist ein Grundgefühl und ein Grundbedürfnis des Menschen, und sie ist für ihn und für seine psychophysische

Gesundheit von enormer Bedeutung. Jeder Mensch hat ein tiefes Bedürfnis nach Liebe und spürt in der Regel intuitiv, dass sie ihm fehlt oder dass er in seinem Leben zu wenig von diesem kostbaren Gefühl erhalten hat.

Der Verlust der Liebe, der Nähe und der Beziehung gehört zu den schmerzlichsten und folgenschwersten Verlusten, die zum einen zu Depressionen führen können und zum anderen auch ihr Erscheinungsbild prägen. Der Mangel an Liebe kann deshalb nicht anders als fundamental bezeichnet werden, das Leben ohne sie ist für die meisten Menschen nicht mehr lebenswert und die Sinnfrage stellt sich dann beinahe wie von selbst.

Hört man depressiven Menschen aufmerksam zu, dann zieht sich die fehlende Liebe oft wie ein unsichtbares schmerzliches Lebensthema durch die ganze Biographie hindurch. Manchmal wird das, was Betroffene erleben mussten oder was ihnen im Leben vorenthalten wurde, fast zu einer traumatischen Erfahrung, die nicht mehr rückgängig gemacht werden kann und mit deren Auswirkungen und Folgen sie lernen müssen umzugehen.

Ein andauernder Mangel an Liebe vor allem in der frühen Kindheit ist solch eine schwerwiegende Erfahrung mit unabsehbaren Konsequenzen. Sie macht uns zwar nicht automatisch zu depressiven Menschen, aber zu bedürftigen und verarmten, die eher anfällig für Depressionen sind und für die andere Verluste, welcher Art auch immer, zu tiefen seelischen Verletzungen werden können, weil etwas Grundsätzliches und Vertrauensgebendes fehlt.

Eine große und ständig wiederkehrende Frage, die sich in diesem Zusammenhang stellt, ist die nach Ursache und Wirkung: Führt der Verlust der Liebe zur Depression oder umgekehrt, führt die Depression dazu, dass die Liebe verloren geht? Für beide genannten Varianten gibt es genügend Belege und Beispiele aus dem Leben, die auch in der therapeutischen oder beraterischen Praxis vorkommen. Natürlich können Depressionen mit ihrer destruktiven und zersetzenden Macht manchmal auch die Liebe vernichten und vertreiben, Ehen und Beziehungen zerstören und bei den Betroffenen sogar zum völligen Erstarren und Erlöschen aller Gefühle führen. Aber weitaus häufiger ist die fehlende Liebe eine der gravierendsten Ursachen für depressive Störungen, oder ihr permanenter Mangel begünstigt und fördert ihre Entstehung und Entwicklung.

Doch auch wenn der Mangel an Liebe, an Beziehung und Nähe nicht immer offensichtlich oder nicht immer die eigentliche Ursache der Depression ist, kann und sollte die Liebe in der Behandlung und im Umgang mit depressiven Menschen eine zentrale Rolle spielen, denn ihre Heilkraft ist gerade hier von eminenter Bedeutung und es gibt für sie viele gute Argumente.

Warum ist die Liebe heilsam?

Die Liebe ist ohne Zweifel heilsam und sie wirkt antidepressiv. Sie ist die Rettung, die aus der Angst machenden Leere der Depression befreien und die innere Not des depressiven Menschen mildern oder gar heilen kann. Sie vermag zwar nicht die vielen Verletzungen zu verhindern oder die Verluste zu ersetzen oder ungeschehen zu machen, die so oft zu Depressionen führen, aber sie gibt uns das gute Lebensgefühl wieder zurück und kann uns wieder zum Leben bringen.

Die Liebe kann zu Recht als die eigentliche Nahrung für die Seele bezeichnet werden, doch vor allem ist sie die beste Arznei für den Menschen, dessen Seele in Not ist. Sie wirkt gleichsam wie ein Gegenmittel gegen Verzweiflung und Resignation. In all den Formen und Variationen, in denen sie uns im Leben begegnet, ist sie der entscheidende Lebensfaktor und Grundbaustein des Lebens. Ob als Liebe der Eltern, der Geschwister oder der Familie, ob als Sympathie in der Freundschaft oder in der Beziehung zu den anderen, ob als erotische Liebe zum Partner, als Nächstenliebe oder als Empathie – menschliches Leben ist Glück und ist ein sinnvolles Leben, wenn es von Liebe erfüllt ist. Liebe zu geben und zu empfangen, zu lieben und geliebt zu werden und im Leben überall Spuren der Liebe zu entdecken, ist die vielleicht tiefste Sinnerfahrung, die uns Menschen zuteilwerden kann.

All das klingt so selbstverständlich, so ganz und gar natürlich, als wäre es das Sicherste im Leben. Wir alle wissen oder vielmehr, wir alle fühlen und spüren, dass es so ist, und diese Erfahrung und diese Gewissheit brauchen nicht extra bewiesen oder durch Studien belegt zu werden. Doch in Krisensituationen oder nach schweren Verlusterfahrungen werden auch diese Grundpfeiler der menschlichen Existenz erschüttert und auf die Probe gestellt. Unsicherheit und Zweifel machen sich breit, und wir machen gerade in diesen Zeiten die Erfahrung, wie kostbar und lebenswichtig die Liebe ist, wenn wir sie zu verlieren drohen.

Aber warum hat gerade die Liebe solche existentielle Bedeutung, warum ist sie so unabdingbar und unentbehrlich für uns? Gibt es tiefere Gründe, die diesen existentiellen Erfahrungen im wahrsten Sinne des Wortes *zugrunde* liegen und auf denen sie basieren? Warum ist die Liebe die Rettung für uns?

Der erste Grund liegt darin, dass die Liebe allein die eigentliche Angst des depressiven Menschen vor dem Verlassenwerden, vor dem Getrenntsein und vor dem größtem Verlust, dem Verlust der Nähe und der Beziehung, beruhigen und heilen kann. Liebe, die wir erfahren und vor allem die wir in unserem Herzen spüren, gibt uns das gute Wertgefühl zurück: Im Grunde ist es gut, dass wir da sind. Zu erleben und zu fühlen, dass man für jemand anderen wichtig, wertvoll, ja wirklich *liebens-wert* ist, bringt uns wieder zurück zum Leben und hält uns buchstäblich am Leben. Dieses in sich zu spüren und dieses zu glauben, ist wie ein kostbares Lebenselixier.

Die zweite große Bedeutung der Liebe in unser aller Leben, aber vor allem im Leben von Menschen, die krank sind oder sich in einer Krise befinden, liegt in der Tatsache, dass die Liebe Halt und Vertrauen geben kann. Auch wenn es fast schon ein wenig banal klingt und an Texte von alten Schlagern erinnert, es verbirgt sich dahinter eine urmenschliche und vielen wohlvertraute Erfahrung.

Denn jede Lebenskrise, jede psychische oder somatische Krankheit ist mit einer existentiellen Verunsicherung und mit Angst verbunden, die manchmal unhaltbar sind und ohnmächtig und hilflos machen. Allein so manche Diagnose bringt Unsicherheit und Angst mit sich, entzieht uns den Boden unter den Füßen und lässt uns allein mit unserem Schicksal vor einer ungewissen Zukunft. Für die Seele in Not gibt es in diesen Zeiten keine Hilfe, keine

Beruhigung und keinen Trost in materiellen Dingen oder in Ablenkung und Zerstreuung. Aber die Erfahrung von Liebe, von Begegnung und Beziehung, die uns aus der Einsamkeit und Verlassenheit befreien, vermag uns wieder zu verwurzeln, unser Vertrauen ins Leben zu stärken und lässt uns nicht resignieren.

Literatur erinnert an die Heilkraft der Liebe

Für Menschen in der Depression ist nicht nur die fehlende Liebe ein großes und folgenreiches Problem. Oftmals verlieren sie auch noch den Glauben an die Liebe, und die Erinnerungen an vergangene gute Liebeserfahrungen verblassen unter dem Einfluss der Depression oder verschwinden sogar ganz aus dem Gedächtnis. Hier kann die Literatur viel Heilsames bewirken und helfen, positive Erfahrungen, die wir gemacht haben, zu heben und vor allem an die Heilkraft der Liebe zu erinnern.

Der Dichter HEINRICH HEINE hat wohl diese rettende heilsame Kraft der Liebe erfahren und erlebt und sie poetisch eindrucksvoll in einem Gedicht verewigt, das sich im »Buch der Lieder« findet:

Das Herz ist mir bedrückt, und sehnlich
Gedenke ich der alten Zeit;
Die Welt war damals noch so wöhnlich,
Und ruhig lebten hin die Leut.

Doch jetzt ist alles wie verschoben,
Das ist ein Drängen! eine Not!
Gestorben ist der Herrgott oben,
Und unten ist der Teufel tot.

Und alles schaut so grämlich trübe,
So krausverwirrt und morsch und kalt,
Und wäre nicht das bisschen Liebe,
So gäb es nirgends einen Halt.[47]

121

Auch wenn dieses Gedicht vor beinahe 200 Jahren entstand, sind sein Inhalt und seine Aussage heute aktueller denn je und spiegeln wirklichkeitsgetreu und authentisch die Erfahrung vieler depressiver Menschen wider. Wie soll man leben, wie überleben in einer Welt und in einer Zeit, in denen alles wie verschoben, wie *verrückt* ist und kein Halt und keine Orientierung zu finden sind? Angesichts einer Sehnsucht, dass das Leben im Grunde mehr ist als all das, was man gerade erlebt und erleidet, und angesichts einer schier grenzenlosen Verzweiflung, die daraus erwächst, bleibt am Ende nur die Erfahrung, dass die Liebe der einzige Lebenshalt und der einzige tiefe Lebensgrund ist.

Diese Erkenntnis ist kein Wunsch und auch keine Illusion, sondern ist begründet und von daher mehr als glaubwürdig. Denn die Liebe ist der Ursprung und die eigentliche Quelle des Vertrauens. Sie »grenzt« an das Urvertrauen und ist das einzige tiefe Gefühl, das Lebensvertrauen erwecken und wachsen lassen kann.

Und Vertrauen ist ein Gegenteil von Angst.

Jedes kleine Zeichen der Liebe, das wir erhalten und erfahren, entzieht der Angst den Boden und wirkt antidepressiv. Die Liebe besiegt und überwindet die Angst; diese wird kleiner und bedeutungsloser, wenn die Liebe kommt und ihre heilsame Kraft entfaltet. Durch liebevolle Zuwendung, durch Anteilnahme und Mitleid oder einfach nur durch gute Worte wächst das Vertrauen ins Leben, wir kommen heraus aus dem Alleinsein und aus der Isolation der Krise und entwickeln wieder neue Lebenskraft.

Ich glaube, dass diese heilsame Wirkung der Liebe mit unserer ersten, allerersten Liebeserfahrung zusammenhängt, mit der Urerfahrung der Liebe gleich nach der Geburt. Denn das erste Mal erfahren wir Liebe und sind »verliebt« und wissen es gar nicht. Wir spüren es nur und fühlen es. Es ist die Liebe unserer Mutter, das gute Gefühl der Wärme, der Geborgenheit, des Vertrauens und des Friedens – mit einem Wort, das Gefühl der Liebe schlechthin. Nur ich bin gemeint, nur ich bin gewollt, angenommen und geliebt. Wie gut, dieses zu erleben und einfach nur so zu sein. Es ist eine einmalige, aber das ganze spätere Leben prägende Erfahrung, die uns da zuteilwird.

Jede weitere Liebeserfahrung im Leben erinnert uns wohl an diese erste Liebe und ruft auch die anderen guten Begleitgefühle hervor, die dann tatsächlich therapeutisch wirken. Das erste Mal verliebt sein in der Jugend, die Begegnung mit dem Menschen, mit dem wir die große Liebe fürs Leben finden oder die Erfahrung der späten reifen Liebe im Alter – immer und überall erleben wir, dass das Leben und die Welt mit all ihren Nöten und Sorgen und mit all ihren Ängsten überwunden werden können, wenn ihnen Liebe und Vertrauen entgegenstehen.

Mit anderen Worten: Die Liebe zu erleben und als Gefühl in sich zu tragen, ist für uns Menschen nicht nur eine wunderbare und tiefe Werterfahrung, eine Grundwerterfahrung par excellence, sondern die beste und wirksamste vertrauensbildende Maßnahme, die es im Leben geben kann und die gerade depressive Menschen so bitter nötig haben.

FRIEDRICH HÖLDERLIN brachte diese existentielle und *überlebenswichtige* Kraft der Liebe sehr schön zum Ausdruck in einem kurzen Gedicht:

Der gute Glaube

Schönes Leben! du liegst krank, und das Herz ist mir
Müd vom Weinen und schon dämmert die Furcht in mir,
Doch, doch kann ich nicht glauben,
Dass du sterbest, solang du liebst.[48]

Eine tiefe und in jeder Hinsicht fundamentale Wahrheit ist hier in nur wenigen Worten verborgen, und schon der Titel des Gedichtes macht seinen bekenntnishaften Charakter deutlich. Der Dichter beschwört die radikale Macht der Liebe, die sich vor allem in den Krisen des Lebens bewährt und nicht mehr und nicht weniger als *der* entscheidende Lebensfaktor ist. Solange wir lieben, aber auch solange wir geliebt werden, sind wir gegen die Lebensangst gewappnet, sind gleichsam unsterblich und werden wortwörtlich am Leben gehalten.

Doch wie dieses so lebenswichtige Gefühl halten und festhalten? Wie den Zugang zu dieser wunderbaren Lebensquelle gerade in der Not finden? Und was bedeuten diese Erkenntnisse für die Behandlung und den Umgang mit der Depression und für all diejenigen, die tagtäglich mit depressiven Menschen zu tun haben?

Liebe als wirksames Antidepressivum

Angesichts dieser Argumente wird deutlich, dass der Heilfaktor Liebe in der Behandlung der Depression eine entscheidende Bedeutung hat und nicht außer Acht geraten sollte. Für Ärzte, Therapeuten, aber auch für Angehörige und Freunde depressiver Menschen heißt das: Machen Sie die Liebe zum grundlegenden Prinzip Ihrer Bemühungen, dem Depressiven zu helfen und ihm beizustehen. Erinnern Sie sich immer wieder an PARACELSUS und an seine Worte über den heilsamen Wert der Liebe und der menschlichen Begegnung und sorgen Sie dafür, dass Liebe, Empathie, Fürsorge und Mitgefühl im Alltag der Depression, wo und wann immer nur möglich, zu spüren sind und zur Anwendung kommen.

Denn die Liebe ist weit mehr als nur eine therapeutische Ressource unter vielen. Sie ist eine ganzheitlich wirksame und wirkende Medizin, die ohne Risiken und Nebenwirkungen jedem zugänglich ist und die antidepressive und Angst lösende Eigenschaften besitzt. Es lohnt sich gerade in der Behandlung der depressiven Störungen auf diese gute Arznei zu setzen, weil sie den Grundwert stärkt, Vertrauen gibt und in vielerlei anderer Hinsicht heilsam und wertvoll ist.

So manches Medikament muss genau dosiert, so manche Methode sorgfältig indiziert und angewendet werden. Die Liebe hingegen ist eine Art »Basistherapie«, von der großzügig Gebrauch gemacht werden kann und die auf einfache Art und Weise Gutes und Heilsames hervorbringt und bewirkt. Denn manchmal ist der Mensch selbst die beste Methode und die Beziehung allein hat einen hohen therapeutischen Wert. Und jede Therapie, jede noch so gute Behandlung der Depression, die auf Liebe, Empathie und gute Beziehung verzichtet, verliert nicht nur eines ihrer wichtigsten Elemente, sondern ihre wertvollste und wirksamste therapeutische Grundlage.

Auch wenn die Liebe eine ganz wesentliche Bedeutung in der Therapie und im Umgang mit depressiven Menschen hat, ist sie natürlich kein Allheilmittel und auch keine Garantie dafür, dass man keine Depression bekommt. Es gibt auch Depressionen trotz Liebe und Empathie und trotz guter und intakter Beziehungen, weil es viele verschiedene Gründe für die Entstehung einer Depression gibt und weil die Liebe allein oft nicht ausreicht. Aber es ist kein Grund, diese so wertvolle Medizin nicht anzuwenden. Im Gegenteil, Liebe, Beziehung und Nähe haben auch hier eine absolute Priorität und sind durch nichts anderes zu ersetzen.

Doch was tun, wenn die Liebe nicht da ist, wenn keiner den Liebeshunger des depressiven Menschen bemerkt oder wenn keiner die Liebe, die Empathie oder die Beziehung geben und anbieten kann, weil er selber dazu nicht in der Lage ist? Was, wenn man früher keine Liebe bekommen hat und auch gerade jetzt, wo man sie nötig hätte, keine bekommt? Sind Menschen, die dieses erleben, vom Schicksal benachteiligt und stehen sie in der Depression mit all den Verlusten, die ihr Leben mit sich brachte, auf dem verlorenen Posten?

Das wäre zweifellos der Fall, wenn es bei dem Geheimnis der Liebe nur darum ginge, sie von außen, von anderen zu bekommen und immer nur darauf zu warten, ob sie einem gegeben oder geschenkt wird. Das ist nur *eine* Form der wunderbaren großen »Liebesmedizin« und nur *eine* Art, wie sie ihre heilsame Wirkung entfaltet. Die andere kommt von innen und wirkt genauso gut, wenn nicht sogar besser.

Wieder einmal findet sich in der Literatur ein rettender Hinweis. Der große griechische Philosoph PLATON hat vor 2400 Jahren einen Satz formuliert, der beinahe einer kleinen Entdeckung gleicht und der auf die andere Seite der Liebe aufmerksam macht:

Die Liebe ist in dem, der liebt, nicht in dem, der geliebt wird.[49]

In diesem einen Satz liegt eine tiefe Wahrheit, die oft vergessen und nicht wahrgenommen wird und die vielleicht ein wenig Hoffnung bedeutet für die Menschen, die die Liebe von anderen nicht erhalten oder sie in ihrem Leben vermissen. Liebe kann auch erfahren und erlebt werden, wenn wir sie in uns selbst entdecken. Sie ist in dem, der liebt, der sie in sich fühlt und sie empfindet. Es ist eine einfache Weisheit, die aber in der Depression fast realitätsfern oder gar idealistisch klingt.

Denn zu behaupten oder den Eindruck zu erwecken, es wäre gerade in der Depression leicht, die Erkenntnis Platons zu verwirklichen und mit Leben zu füllen, wäre viel zu optimistisch und geradezu leichtfertig. In tiefsten Depressionen herrschen doch absolute Gefühllosigkeit und emotionale Kälte. Manchmal erreicht den depressiven Menschen weder Liebe von außen noch ist er fähig, dieses Gefühl in sich selber zu entdecken, weil sein Herz wie durch den bösen Zauber der Schneekönigin unter einem dicken Eispanzer zugefroren ist. Und dennoch könnte der Spruch von PLATON auch für Depressive wahr und sinnvoll sein.

Man kann nicht die Liebe der anderen beeinflussen oder sie gerade dann von ihnen bekommen, wenn man sie am nötigsten hat. Aber man kann auf die kleinsten Lebenszeichen der Liebe achten, die das Leben mit sich bringt, und auf jede noch so schwache und geringe Liebesregung aufmerksam sein, die sich in uns zu Wort meldet. Und gute Literatur kann uns für diese Achtsamkeit sensibilisieren und wie ein Kompass unsere Sinne und vor allem unseren Herzenssinn in Richtung Liebe ausrichten.

Deshalb: Warten Sie nicht auf die Liebe, bis sie irgendwann kommt. Es ist besser, Verlorenes zu suchen, als nur passiv darauf zu warten. Versuchen Sie, sobald sich der Blick etwas hebt und Licht und Wärme des Lebens wieder zu spüren sind, Ihr Augenmerk auf die Liebe und auf ihre Zeichen zu richten, auf das Mögen und auf die Sehnsucht. Halten Sie, wann immer es nur möglich ist, Ausschau nach Liebe, behalten Sie sie im Sinn, wenn sie Ihnen begegnet, und gehen Sie ihr entgegen. Senden Sie immer wieder, wie einst Noah in den Zeiten der Sintflut, die Taube aus und warten Sie geduldig darauf, ob sie mit einem grünen Zweig zurückkommt und mit der Botschaft, dass irgendwo doch noch Boden und Grund da sind, wo Leben von neuem wieder beginnen könnte.

Vielleicht wird es aber umgekehrt sein und dies wäre jedem Menschen in der Depression zu wünschen: dass die Liebe selbst Sie zum Leben erweckt und wieder in Ihr Leben kommt, ohne dass Sie etwas dafür tun müssen. Und dass Ihnen, bei all dem, was Sie erleben mussten, irgendwann die heilsame Erfahrung zuteilwerden möge, für die der 23. Psalm der Bibel folgende tröstliche Worte fand:

Muss ich auch wandern in finsterer Schlucht, ich fürchte kein Unheil; denn du bist bei mir...

Von der Sinnleere zum Sinnerleben

Das Leben zu verlieren ist keine große Sache [...],
aber zu sehen, wie der Sinn des Lebens sich auflöst,
wie unser Seinsgrund verschwindet, das ist unerträg-
lich. Man kann nicht ohne Grund leben.

ALBERT CAMUS

In der Depression wird der Sinn des Lebens zu einer großen und zentralen Frage, und die Erfahrung der Sinnlosigkeit ist nicht nur ein ernstes und schwerwiegendes Symptom des depressiven Leidens, sondern in vielen Fällen ein wesentlicher Grund für seine Entstehung. Weil sich die Sinnfrage wie ein unsichtbarer roter, oder besser ausgedrückt, wie ein schwarzer Faden von Anfang bis zum Ende der Depression zieht und die Sinnleere zum Schluss manchmal sogar das ganze Leben bedroht, kann die Depression mit Recht als das Leiden mit dem Mangel an Sinn bezeichnet werden.

Die Sinnfindung hat fraglos eine fundamentale Bedeutung für die seelische Gesundheit des Menschen, aber im Zusammenhang mit der Depression wird sie geradezu zu einem entscheidenden Faktor. Dafür, wie wichtig, ja überlebenswichtig der Sinn und der Glaube an den Sinn des Lebens im depressiven Geschehen sind, finden sich in der Praxis der Logotherapie immer wieder beeindruckende Beispiele. Wo vorher alle Gedanken nur um das Aufgeben und Resignieren kreisten und der letzte Ausweg darin gesehen wurde, nicht mehr weiterleben zu wollen, beginnt die Hoffnung wieder zu wachsen und das Leben zu keimen, wenn am Horizont des Daseins der Sinn aufleuchtet.

Auch wenn sich zunächst noch nichts an den Verlusten und den Verletzungen ändert, die zu der Depression geführt haben, und die ganze Tragik und das Leid unverändert bleiben – sobald der Sinn wieder ins Blickfeld gerät, gibt es neue Kraft, gibt es Aussichten auf

Zukunft und auf Leben, und es gibt den Glauben daran, dass alles wieder im Bereich des Möglichen liegt. Es scheint, als wäre die Sinndimension die allerletzte Instanz im Menschen, die entscheidend darüber wacht und bestimmt, ob es sich noch zu leben lohnt oder nicht.

Daraus ergeben sich mindestens zwei wichtige Schlussfolgerungen für den Umgang mit der Depression. Zum einen gehört die Sinnfrage unbedingt in die Behandlung des depressiven Leidens, und die Suche nach einer Antwort auf die tiefste aller Fragen verdient höchste Aufmerksamkeit. Jede Therapieform, die dieses existentiell so wichtige Thema ausklammert und nicht berücksichtigt, ist nicht ganz vollständig und unzureichend und verzichtet auf eine ganz wesentliche Heilmöglichkeit. Zum anderen liegt gerade in dem Bereich der Sinnfindung ein großes Heilpotential und damit ein Ausweg aus der Depression, der diesen Namen wirklich verdient. Denn alles, was zum Sinn führt, kann aus der Depression herausführen.

Doch wie von der absoluten Sinnleere, die die Depression wie eine tödliche Seuche durchzieht und die das Leben als Ganzes bedroht, wieder zum Sinnerleben gelangen? Wie den Zugang zum Leben finden und aus den vielen Verlusten und Verletzungen wieder zum guten Lebensgefühl kommen und sich im Dasein und in der Welt zu Hause fühlen, geborgen sein und einfach nur leben?

Wenn im Leben alles nach Plan läuft, wenn wir alles als gut und stimmig erleben und empfinden, wird der Sinn nicht zur Frage. Er ist einfach da, so selbstverständlich wie die Erde, auf der wir stehen, oder die Luft, die wir einatmen. In der Depression aber wird der Sinn rar, er verliert sich in ihrem dunklen und dichten Nebel und scheint nicht mehr zu existieren.

Eine ungeheure Tragik liegt darin, dass gerade dann, wo er dringender denn je gebraucht wird, der Sinn und der Glaube an ihn schwinden, und es bleiben nur große Zweifel sowie eine bodenlose Leere. Damit erleben Menschen in der Depression nicht nur den Stillstand und den Verlust des Lebens, sondern werden auch noch seiner tieferen Voraussetzungen und seiner Gründe beraubt und verlieren so den allerletzten Halt.

Doch wie dieses so kostbare und wertvolle *Lebensgut,* das wir Sinn nennen und das das Leben zu einem guten und erfüllten Leben macht, wiedererlangen?

Wer sucht, der findet

Sinn kann nicht gegeben, sondern muss und kann gefunden werden. Wenn wir Werte verwirklichen, wenn wir das, was uns wichtig und wertvoll ist, ins Leben umsetzen, dann sind wir auf dem Wege zum Sinn. Doch in der Depression sind die Bedingungen für die Sinnfindung die denkbar schlechtesten, die es überhaupt geben kann. Denn es existieren keine Werte, weil sie entweder verloren gingen oder nicht gesehen werden, und es gibt dementsprechend keine Kraft und kein Wozu zum Verwirklichen. Folglich ist der Sinn für Depressive nur eine leere Vokabel oder ein Ding aus einer anderen fremden Welt. Was also tun und wo ansetzen, um diesen negativen und so verhängnisvollen Teufelskreis zu durchbrechen?

Sinnerleben beginnt mit dem Wahrnehmen der Werte, mit dem aufmerksamen Schauen auf die Wirklichkeit des Lebens und dem Ausschauhalten nach Lebenswertem und Wertvollem. Deshalb brauchen die meisten Depressiven nicht so sehr Psychiater oder Psychotherapeuten, sondern eigentlich bedürften sie eher der Hilfe eines Zauberoptikers oder eines Wunderaugenarztes, die das innere Sehen behandeln und die Wertsehschwäche oder die Wertblindheit heilen könnten, unter denen die Menschen in der Depression leiden. Gäbe es eine Brille, die diese unheimliche Sehbehinderung beheben, oder eine Art Nachtsichtgerät, das die Dunkelheit und den Nebel der Depression überwinden und verscheuchen könnten, wäre vielen Depressionen der Boden entzogen und noch mehr depressiven Menschen ein Weg zum Heil gewiesen.

Aber auch der Depressive selbst muss das Wertsehen neu erlernen und erfahren, und es bedarf oftmals auch einer anderen Einstellung zum Leben, um Aufmerksamkeit und Sensibilität für echte und wirkliche Werte zu entwickeln. Während wir Menschen normalerweise das Dasein als gut, als lebenswert und uns wohlgesonnen erleben, erscheint die Realität unter dem Einfluss der Depression oft als lebensfeindlich und voller Zweifel, und überall überwuchern die Leere und das Nichts bedrohlich das, was noch vom Leben übrig blieb. Daraus erwachsen von selbst und buchstäblich wie aus dem Nichts Willensschwäche, Gleichgültigkeit und Lebensüberdruss, weil einfach nichts da ist, was wert wäre, gelebt zu werden, und auch keine Beziehung zum Leben möglich ist.

Angesichts dieser widrigen Umstände ist die Suche nach Sinn eine der größten Herausforderungen, vor die ein Mensch gestellt werden kann, und jeder, der dieses Wagnis auf sich nimmt, verdient allein schon deshalb Achtung und Respekt. Gibt es trotzdem einen Weg, der gangbar wäre?

Die große Suche nach dem Sinn des Lebens kann nicht anders als im Kleinen und Nahen anfangen. Gerade in der Depression geht es nicht darum, den großen und letzten Sinn des Daseins zu finden, sondern jede auch noch so kleine Sinnmöglichkeit zu ergreifen, die dabei helfen kann, am Leben wieder anzuknüpfen und zurück ins Leben zu kommen. Und gute Bücher können uns bei dieser Suche nach dem Sinn begleiten und unterstützen.

Wir alle sind von vielen solchen Sinnmöglichkeiten umgeben, die nur darauf warten, verwirklicht und gelebt zu werden. Es sind Dinge, die oft nicht gesehen und nicht beachtet werden, die nicht immer nützlich sind und die sich nicht immer lohnen, aber die für uns zu kleinen Wegen zum Sinn werden können, wie die nachfolgende lehrreiche Geschichte deutlich macht.

Nach einem ungewöhnlich heftigen Frühjahrssturm an der mexikanischen Küste machte sich ein alter Mann daran, am Strand die unzähligen an Land gespülten Seesterne einzeln ins Meer zurückzuwerfen. Das sah ein Strandbesucher und ging zu ihm. »Was tun Sie da?« – »Ich versuche diesen Seesternen zu helfen«, antwortete der alte Mann. »Aber es wurden Zehntausende von ihnen an Land gespült. Da lohnt es sich nicht, eine Handvoll zurückzuwerfen«, wandte der andere ein. »Für diese Handvoll schon«, erwiderte der alte Mann, während er einen weiteren Seestern ins Meer warf.[50]

So viel Lebensmotivation und Lebensmut wie der alte Mann würde ich mir auch jederzeit wünschen. Wenn es uns doch immer gelingen würde, gerade in Situationen, in denen wir im Leben gestrandet sind und das Gute aus den Augen verloren haben, einfach um uns zu schauen und uns zu fragen, wofür es sich doch noch zu leben lohnt ... Wäre dies nicht ein erster guter Schritt auf dem Weg zum Sinn?

Und wenn Sie jetzt Ihr Leben betrachten: Welche Seesterne liegen unter Ihren Füßen und warten darauf, aufgehoben und gerettet zu werden? Welche wertvollen und lebenswerten Sachen und Gelegenheiten haben Sie in der Dunkelheit der letzten Tage und Wochen übersehen und liegen lassen?

In der alltäglichen Wirklichkeit des Lebens sind überall kleine und große Sinnmöglichkeiten verborgen, die von uns nur gesehen und entdeckt werden müssen. Viele dieser Werte, die um uns herum sind, haben eine heilsame Kraft, wenn sie für uns von Bedeutung sind, wenn sie uns berühren und ansprechen und wenn wir uns von ihnen ansprechen lassen. Denn gerade sie können in der Krise Halt geben, lassen uns das Leben wieder in einem Zusammenhang erleben, und sie vermögen wieder das heilsame Gefühl in uns zu entfachen, dass das Leben immer noch gut ist und wert, gelebt zu werden.

Werte geben Kraft und Lebensmotivation, sie sind Gründe zum Handeln und zum Leben, wenn alles andere versagt. Jeder Wert, den wir als unseren Wert erkennen und der für uns sinnvoll ist, macht das Leben lebenswert. Selbst der kleinste und unscheinbarste Wert ist unendlich kostbar und kann das Leben retten, weil er zum Sinn und zum Leben hinführt und weil er den Lebenswillen mobilisiert. Hier ist gewissermaßen die Verbindungsstelle zum Dasein, durch die Lebenskraft, Lebenslust und Liebe zum Leben in uns erweckt werden, ohne die kein Mensch auf Dauer leben kann.

Und noch eine wichtige Begründung gibt es, wenn es darum geht, das im wahrsten Sinne des Wortes *sinn- und wertvolle* Vorgehen bei der Depression zu rechtfertigen. Die depressive Angst verliert an Bedeutung und an Intensität, wenn und weil wir sinnvoll leben, wenn wir Spuren von Sinn im Leben finden und wenn sie durchschimmern durch die dunklen Wolken und die graue Oberfläche des depressiven Alltags. Es sind manchmal die einzigen Lichtblicke in der düsteren und hoffnungsarmen Wirklichkeit der Depression. Diese Sinnspuren *begründen* uns und richten uns wieder auf, wenn wir gebeugt und bedrückt sind, sie lassen Vertrauen und Lebensmut in uns wachsen und geben uns ein »Hafengefühl«, auch wenn um uns herum das weite und stürmische Meer des Lebens gefährlich tobt.

Die Sinnfrage als Anlass zur Besinnung

Manchmal geht es in der Depression nicht so sehr darum, den verlorenen oder neuen Lebenssinn zu finden, sondern darum, sich zu *besinnen* und den bisherigen Sinn zu überdenken und vielleicht sogar zu ändern, wenn er sich als falsch und als *Unsinn* erwiesen hat. Die Lebensphilosophie oder der Lebensstil, die aus solch einem *verkehrten* Sinn erwachsen, führen nicht selten in eine depressive Verstimmung, weil sie das Leben behindern und hemmen und dem Drang zur Authentizität im Wege stehen. Die Depression ist dann die Reaktion auf ein verirrtes, versäumtes und ungelebtes Leben, das in der Gefahr ist, unterzugehen. Sie ist so etwas wie ein SOS-Signal der Seele und wie ein letzter Aufruf und eine letzte Aufforderung, umzukehren und das Leben radikal zu ändern.

Kein noch so gutes und wirksames Antidepressivum kann und wird dann das Nachdenken und die Reflexion über das eigene Leben, die Neuorientierung und die Suche nach dem Sinn ersetzen, geschweige denn in Gang bringen, sondern es ist spätestens jetzt an der Zeit, sich diesen Fragen zu stellen und zu versuchen, Antworten zu finden.

Es gibt eine Lebenseinstellung, von der hier schon die Rede war und in der das eigene Wertgefühl und das innere Wertempfinden mit Leistung und mit Anspruchsdenken verknüpft sind. Sie ist recht verbreitet, und sie erschwert und verhindert geradezu das Wertsehen und das Werterleben und damit die Sinnfindung. Hier entwickeln sich und wachsen so manche Depressionen, und auch das Burnout hat hier seine tieferen Wurzeln. Diese Art von Depression hat häufig mit Überforderung zu tun und mit dem Druck, viel zu leisten und viel tun zu müssen, um gut zu sein, um sich angenommen zu fühlen und geliebt zu werden. Depressiv wird man so auf einem »hohem Niveau«, mit hohen Erwartungen an das Leben und noch höheren Erwartungen und Ansprüchen an sich selbst, die fast immer an der Realität leiden und schließlich an ihr scheitern.

Hier wäre es von Nutzen, sich an alte und heute vergessene, aber wert- und sinnfreundliche und damit lebensförderliche Eigenschaften und Tugenden zu erinnern, die besonders in der Depression sinnvoll zur Anwendung kommen und die Wertfindung und Wertverwirklichung erleichtern könnten. Ich denke an Bescheidenheit, Sanftmut und Demut und allen voran an die Geduld, die die Aufmerksamkeit und die Achtsamkeit des Menschen für echte Werte positiv beeinflussen könnten. Sie können heilsam sein bei der Überwindung der Depression und den Betroffenen helfen, sich von dem Leistungsdenken und dem Druck, der daraus entsteht, zu befreien und zu einer Gelassenheit und zu einem authentischen und lebenswerten Leben zu kommen.

Auch wenn die praktische Umsetzung dieser Gedanken für die meisten depressiven Menschen alles andere als einfach ist, sind allein schon diese Erkenntnisse und Einsichten wertvoll und heilsam. Es geht dabei um eine Sinn*lehre*, die gegen die alles zersetzende Sinn*leere* der Depression bestehen kann. Denn mitten in der Depression gibt es oft keinen Halt, keine Orientierung und keinen Ausweg, was allein zum Verzweifeln und Resignieren bringen kann. Doch schon das Wissen, dass man über den Weg der Werte zum Sinnerleben gelangen kann, ist lebensrettend und wie eine Landkarte oder eine Wegmarkierung, die die Richtung zeigen und an die man sich halten kann.

Sinn kann gefunden werden. Hinter vielen Werten warten Lebensinhalte, wartet die Sinnerfahrung und wartet das Leben, und sie könnten, wenn sie entdeckt werden, der Sinnlosigkeit und der Leere und damit der Depression ein Ende machen.

Die Sinnerfahrung in der Natur

Ein großer und unmittelbarer Ort der Sinnerfahrung, der wirklich jedem Menschen offen steht, ist die Natur. Im Erleben von Natur und angesichts ihrer Größe und Schönheit bekommen so manche menschlichen Sorgen, Probleme und Fragen ihre richtige Dimension, es relativieren sich Themen wie Arbeit, Leistung, Erfolg oder Niederlage, und die wesentlichen Dinge des Lebens kommen wieder zum Vorschein und wortwörtlich *in den Sinn*. Das Leben wird wieder selbstverständlich und als Ganzes erlebt und wahrgenommen. Und auch dann, wenn die ganze Welt schweigt und der nach Sinn suchende und fragende Mensch keine Antworten von anderen bekommt und sich sogar von Gott verlassen fühlt – die Natur spricht und antwortet immer. Daher ist es nicht verwunderlich, dass sich die meisten depressiven Menschen draußen, inmitten der Natur, gut oder zumindest besser fühlen und manchmal sogar ihre Depression vergessen.

Zu sehen und zu spüren, wie die Erde, die Berge und die Flüsse, die Wiesen und die Wälder, die Bäume und die Blumen um uns herum einfach nur da *sind* und mit uns *leben*, schenkt Ruhe und Frieden und vermittelt das gute Gefühl, dazuzugehören und als ein Teil des Ganzen unendlich wertvoll zu sein. Es ist wie in den Tagen der Kindheit, als all das, was heute manchmal so fragwürdig und unsicher ist, ganz natürlich und normal war und Vertrauen immer über die kleinen Ängste des Alltags triumphierte. So etwas zu erleben, ist eine tiefe Sinnerfahrung, die uns einfach geschenkt wird, denn außer, dass wir all unsere Sinne öffnen, müssen wir gar nichts tun.

Doch auch hier können wir uns auf die Hilfe der Literatur verlassen, die uns immer wieder zu einem bewussten Wahrnehmen der Natur inspiriert und zu einem achtsamen und aufmerksamen Umgang mit ihr motiviert.

HERMANN HESSE hatte für solche kostbaren Naturerfahrungen stets ein offenes Auge und er versuchte, sie literarisch festzuhalten und zu verewigen, weil sie ihm den Sinn und den Wert des Lebens offenbarten:

Sie kommen überraschend, dauern Sekunden oder Minuten, diese Erlebnisse, in denen ein Vorgang im Leben der Natur uns anspricht und sich uns enthüllt, und wenn man alt genug ist, kommt es einem dann so vor, als sei das ganze Leben mit Freuden und Schmerzen, mit Lieben und Erkennen, mit Freundschaften, Liebschafen, mit Büchern, Musik, Reisen und Arbeiten nichts gewesen als ein langer Umweg zur Reife dieser Augenblicke, in welchen im Bilde einer Landschaft, eines Baumes, eines Menschengesichtes, einer Blume sich Gott uns zeigt, sich der Sinn und Wert alles Seins und Geschehens darbietet.[51]

Religion als Quelle der Sinnerfahrung

Eine ebenso große wie ursprüngliche Quelle der Sinnerfahrung liegt für viele Menschen im Glauben und in der Religion. Religion bietet Halt und gibt dem Leben einen allerletzten Sinn. Der Glaube an Gott, an eine erste Ursache und an ein letztes Ziel des Lebens, kann Trost spenden und Vertrauen geben, wie es kein Mensch vermag. Die Beziehung zu Gott und eine lebendige und existentiell verankerte Religiosität können den Menschen vor dem Gefühl der totalen Einsamkeit und Sinnlosigkeit seines Daseins bewahren und so der absoluten Verzweiflung entgegenwirken.

Von großer therapeutischer Relevanz gerade im Zusammenhang mit der Depression ist auch die Tatsache, dass die Religion Werte schafft und vermittelt, ja dass sie ein Wertsystem bildet, in dem der Mensch nicht durch Leistung be-wertet wird und dadurch seine Anerkennung findet, sondern a priori als Mensch einen hohen Stellenwert und Würde hat. Diese Werte und die hervorragende Stellung des Menschen im Schöpfungsplan Gottes geben dem menschlichen Leben eine grundlegende Struktur und bieten zudem Antworten auf die dringendsten Fragen seiner Existenz.

Doch nicht jedem ist gegeben, aus dieser Sinnquelle zu schöpfen. Nicht wenige Menschen haben keinen Zugang zu der Welt der Religion, andere verlieren gerade in der Depression und unter ihrem Einfluss ihren Glauben, und der Trost und die Kraft, die aus der Religion erwachsen können, sind auf einmal nicht mehr da und gleichen einem versiegten Brunnen in der Wüste.

Hinzu kommt, dass die Religion selbst manchmal das Gegenteil dessen ist, was sie eigentlich sein soll, und dass sie nicht Heil und Erlösung bringt, sondern ein Hindernis ist, das das Leben und den Menschen auf dem Weg zu sich selbst behindert. Wenn der Glaube nur aus Geboten, Gesetzen und Dogmen besteht und wenn er den Menschen im Namen Gottes nur in Schuld und Sünden gefangen hält und ihn seiner Freiheit beraubt, dann kann er tatsächlich krank machen und sogar die Ursache einer Depression sein. Hier kann es nur eine Hilfe und nur eine Empfehlung geben: sich selber auf den Weg zu machen und zu den Quellen der Religion zu gehen, um ihre heilsame Wirkung zu erleben.

Diese heilsame und Sinn gebende Kraft der Religion ist unmittelbar bei der Lektüre der heiligen Schriften zu erfahren, aber auch andere religiöse Literatur kann uns zu einem offenen und erlösenden Glauben verhelfen und damit zur Sinnfindung beitragen.

Aus der jüdisch-christlichen Tradition sei an dieser Stelle ein Text zitiert, der im alttestamentlichen Buch des Propheten Jesaja (43,1–5) zu finden ist und der die Einzigartigkeit und Einmaligkeit jedes Menschen sowie den großen Wert, den er vor Gott hat, betont:

Fürchte dich nicht, denn ich habe dich ausgelöst,
ich habe dich beim Namen gerufen, du gehörst mir.
Wenn du durchs Wasser schreitest, bin ich bei dir,
wenn durch Ströme, dann reißen sie dich nicht fort.
Wenn du durchs Feuer gehst, wirst du nicht versengt,
keine Flamme wird dich verbrennen.
Denn ich, der Herr, bin dein Gott,
ich, der Heilige Israels, bin dein Retter. […]
Weil du in meinen Augen teuer und wertvoll bist
und weil ich dich liebe,
gebe ich für dich ganze Länder
und für dein Leben ganze Völker.
Fürchte dich nicht, denn ich bin mit dir.

Lesen als Brücke zum Sinn

Gute und bibliotherapeutisch relevante Literatur kann gerade in dem Bereich der Sinnfindung eine wichtige Brückenfunktion ausüben. Lesen animiert zum aufmerksamen, suchenden und »sehenden« Leben und macht sensibel dafür, was den Sinn angeht, was das Gute und Wertvolle in meinem Leben ist und was in der Depression so schnell aus den Augen gerät. Es nimmt die ganze Wirklichkeit des Daseins ins Blickfeld, die in der Depression nur verzerrt, vernebelt und bruchstückhaft wahrgenommen wird. Gerade den modernen Menschen können Bücher darauf aufmerksam machen, was wirklich wichtig und wesentlich ist. In einer Zeit, in der nur Leistung und Konsum dominieren, erinnern sie an existentielle, menschliche und lebenswichtige Werte und daran, dass diese Werte Wege zum Sinn sein können. Familie, Freundschaft oder die Begegnung mit anderen – all die Dinge, die uns manchmal so selbstverständlich sind, dass wir sie beinahe *übersehen*, werden durch die Lektüre achtsamer wahrgenommen und erlebt.

Wenn wir lesen, sind wir anders unterwegs durch das Leben und schauen anders in die Welt. Wir erleben die Realität oftmals bewusster und tiefer. Wir wissen, dass das Leben ein Weg und eine Reise ist, bei denen es auch schwierige Etappen gibt, die es durchzustehen gilt. Nichts anderes ist schon in dem Wort »Sinn« etymologisch enthalten und angedeutet, das aus der indogermanischen Wurzel *sent-* stammt und »gehen, reisen, fahren« und ursprünglich »eine Richtung nehmen, eine Fährte suchen« bedeutete. Diese Grundbedeutung bekommt noch eine entscheidende und sinnvolle Ergänzung durch den lateinischen Begriff *sentire*, der mit »fühlen, wahrnehmen« übersetzt werden kann.[52]

So verstanden, geht es bei der Sinnsuche schon von der Wortbedeutung her um einen Weg oder eine Reise, deren Richtung und Ziel durch Fühlen und Wahrnehmen bestimmt werden. Und auch hierbei kann die Literatur wertvolle Dienste leisten. Denn eine gute Lektüre kann die Wertfülligkeit und die Wertberührung fördern und damit die unsichtbare Barriere überwinden helfen, die uns von dem normalen Wahrnehmen der Lebenswirklichkeit trennt und das Erleben von guten und lebenswerten Seiten des Lebens verhindert. Es gibt Worte, Sätze, Gedanken, die uns das Leben wieder *eröffnen*, es erschließen und zugänglich machen und die uns wieder erlauben, uns inmitten des Weltgeschehens zu erleben und wiederzufinden.

Solche *grundlegenden* und *grundgebenden* Momente, die uns wieder in Beziehung mit der Welt bringen, können überall in der Literatur verstreut sein und sind häufig eine erste Sinnerfahrung und ein erster Boden, auf dem neues Leben wieder wachsen kann. Diese Leseerlebnisse bilden in Krisensituationen vielleicht die einzigen Verbindungsstricke zum Leben und vermitteln das Gefühl, nicht aus der Welt zu fallen und den letzten Halt nicht zu verlieren. Sie schenken aber auch Geborgenheit und Vertrauen, dass hinter dem lauten Trubel der Welt, hinter all den Sorgen und Ängsten, die uns umtreiben, eine unendliche Ordnung und Harmonie walten und alles doch noch einen letzten und tiefen Sinn hat.

Der Sinn ist ein kostbares und zuweilen seltenes Gut. Nicht nur, weil er oft gerade dann fehlt, wenn die Not am größten ist, sondern weil die Sinnarmut eine chronische und dauernde Erscheinung der modernen Zeit zu werden scheint und überall ein Mangel an Sinn zu beobachten ist. Und dennoch ist nicht alles, was wir heute erleben, heil- und sinnlos, und auch in Krisensituationen gibt es Halt, der im großen Sinn des Lebens begründet ist. Denn der berühmte Satz von FRIEDRICH HÖLDERLIN aus dem Gedicht »Patmos« hat immer noch seine Gültigkeit, und viele Menschen empfinden ihn gerade in den Notzeiten als wahr:

Wo aber Gefahr ist, wächst das Rettende auch.[53]

Der Dichter wollte hier ganz gewiss nicht einen billigen Optimismus verbreiten, dafür war sein Leben zu ernst und er selbst allzu oft von Krankheiten und seelischen Krisen heimgesucht. Vielmehr ging es ihm darum, aufgrund seiner Lebenserfahrung der Hoffnung und der Zuversicht Ausdruck zu geben, dass es in jedem Dasein lange Wegstrecken voller Verzweiflung und Sinnlosigkeit gibt, die man durchschreiten und bewältigen muss, und dass das Leben aber trotzdem sinnvoll und lebenswert ist. HÖLDERLINs Vertrauen gründete in seiner tiefen Religiosität, die sich, von der Kirche und der Theologie enttäuscht, nach einer innigen Beziehung zu Gott und nach seiner Gegenwart sehnte.

Doch was bleibt, wenn keine Wege zum Sinn führen und nicht einmal im Glauben ein letzter Sinn und ein letzter Halt gefunden werden können? Ist der von allem und allen verlassene Mensch dann ohnmächtig und hilflos der Sinnlosigkeit ausgeliefert? Gibt es nichts, was ihn noch am Leben hielte?

REINER KUNZE schrieb 1973 ein kleines Gedicht mit dem fast schon programmatischen Titel »Möglichkeit, einen Sinn zu finden«, das der absoluten Sinnlosigkeit des Daseins widerspricht und doch noch eine Spur von Hoffnung sieht:

Durch die risse des glaubens schimmert
das nichts

Doch schon der kiesel
nimmt die wärme an
der hand[54]

Vielleicht dachte der Dichter beim Schreiben an die harte, ja brutale Realität der Depression, die vor nichts Halt macht und dem Menschen selbst den letzten Halt nimmt. Sogar der Glaube bekommt Risse und das Nichts drängt bedrohlich hinein und zerstört das, was vorher ewig Bestand zu haben schien, und entzieht so dem Leben Boden und Sinn. Alles, was vor kurzem noch *glaubwürdig* war und worauf man sich *verlassen* konnte, ist nun erschüttert, sinnlos und leer.

Aber dies ist nur die halbe Wahrheit, die nur den Menschen in der Depression als eine ganze und endgültige Wahrheit erscheint. Denn schon der Kiesel vermag die Wärme der Hand aufzunehmen, nein, genauer ausgedrückt, die Wärme der Hand vermag sogar die Kälte des Steins zu durchdringen, ihm gleichsam das Leben einzuhauchen und ihn zu beleben und damit Sinn zu schaffen inmitten der Sinnlosigkeit.

Es ist wahrlich nicht schwer zu erraten, was sich hinter dem poetischen Bild von der Wärme der Hand verbirgt. Dichter und Schriftsteller haben zu allen Zeiten nicht nur das romantische Gefühl, die Zuneigung und die Leidenschaft besungen, sondern auch von der Sinn gebenden und Sinn stiftenden Kraft der Liebe gewusst. Sie sind wohl die Einzigen, die uns in der Krise daran erinnern, dass die Liebe heilsam und lebensrettend und manchmal das Letzte und das Einzige ist, was dem Leben noch Sinn gibt.

Der Sinnglaube

Noch etwas muss an dieser Stelle auf jeden Fall erwähnt werden, weil es deutlich macht, wie wichtig Sinn und Sinnfindung bei der Bewältigung der Depression sind. Ich meine ein Phänomen, das ebenfalls durch gute Literatur in uns erweckt oder am Leben erhalten wird, und zwar auch dann, wenn die Wirklichkeit des Lebens ganz anders und die Erfahrungen, die wir machen, total entgegengesetzt sind.

Wenn keine Werte vorhanden sind oder sie mitten in der Depression nicht wahrgenommen werden und somit der Weg zum Sinn über die Werte verbaut ist, kann allein der Glaube an den Sinn helfen, weiterzuleben und durchzuhalten. Es ist etwas, was ich selbst schon im Laufe meines Lebens erleben durfte und wovon mir immer wieder auch andere glaubhaft berichten.

Es gelingt uns, Halt zu finden, am Leben zu bleiben, trotzdem Ja zum Leben zu sagen, *nur* durch den Glauben daran, dass all das, was wir erleben und erleiden müssen, sinnvoll ist. Der Glaube an den Sinn allein scheint dieselbe Kraft zu besitzen und zu geben wie der Sinn selbst, der als solcher erkannt wird; er trägt in der Not, hält über Wasser und bewahrt vor dem Aufgeben und vor der Resignation. Es gibt wohl eine angeborene Gegebenheit in uns Menschen, eine Ahnung, ein Vorwissen oder vielleicht sogar eine Gewissheit, dass die Welt im Ganzen und das eigene Leben einen letzten und tieferen Sinn haben, der manchmal zwar verborgen, unsichtbar oder weit entfernt ist, aber doch da sein *muss*.

Dass dieser Sinnglaube allein schon heilsam und lebensrettend wirkt, manchmal sogar dann, wenn der Glaube an Gott und die Religion verloren gehen, ist mehr als erstaunlich und nahezu wie ein Wunder. Wie kommt es, könnte man berechtigterweise fragen, dass der Mensch nach einem schweren unwiederbringlichen Verlust, bei allem Leid und aller Verzweiflung, die er erfährt, und bei keiner Zukunft, die er für sich selbst sieht, trotzdem noch daran glaubt und glauben kann, dass all das nicht umsonst gewesen ist und doch noch einen Sinn hat? Er weiß noch nicht, worin der Sinn liegen könnte, und die Realität, in der er steckt, spricht vielfach dagegen – und doch glaubt und spürt er tief in sich selbst, dass es so ist.

Der Glaube an den Sinn des Lebens ist ein unerklärlicher und irrationaler und oftmals ein naiver und unbegründeter Glaube. Doch in der depressiven Krise kann er uns davor schützen, ins Bodenlose zu fallen und in der lähmenden Angst zu versinken, und er entwickelt mit der Zeit das Vertrauen, das uns überleben lässt und das einen neuen Lebensbeginn ermöglicht.

All das kann natürlich nicht einfach vermittelt oder gar erzwungen werden, es ist eher eine Gabe oder vielleicht sogar Gnade, den Sinnzusammenhang des Lebens gerade in der Krise zu erkennen, zu erahnen, zu erhoffen und darauf zu vertrauen. Möglicherweise braucht es aber nur eine gute Erinnerungshilfe, die uns zu den Quellen des Urvertrauens bringt und dieses wieder in uns zum Leben erweckt.

Es gibt eine Literaturart, die uns von Kindesbeinen an begleitet und uns wohl allen vertraut ist und in der Sinn und Werte nicht nur von Zeit zu Zeit als Thema auftauchen, sondern wie Erde, Luft und Wasser ein unsichtbares tragendes Lebenselement bilden, ohne das menschliches Leben nicht möglich ist – die Märchen. Sie schildern keine heile Welt, sondern die ganze Wirklichkeit des Lebens, zu der auch Leid, Krankheit oder schweres Schicksal gehören, vermitteln aber gleichzeitig das Gefühl, dass das Leben trotz alldem letztlich gut und lebenswert ist. Damit erwecken sie in uns etwas, was in Zeiten der Krise so kostbar, so unersetzlich und unentbehrlich ist: Vertrauen und Zuversicht in den Sinn des Lebens.

Als Beispiel für diese therapeutisch so wichtige Wirkung der Literatur möge das Märchen »Die Sterntaler« dienen, das zu den bekanntesten Märchen der BRÜDER GRIMM gehört und das eine vertrauensgebende und lebensbejahende Atmosphäre atmet.

Es war einmal ein kleines Mädchen, dem war Vater und Mutter gestorben, und es war so arm, dass es kein Kämmerchen mehr hatte, darin zu wohnen, und kein Bettchen mehr, darin zu schlafen, und endlich gar nichts mehr als die Kleider auf dem Leib und ein Stückchen Brot in der Hand, das ihm ein mitleidiges Herz geschenkt hatte. Es war aber gut und fromm. Und weil es so von aller Welt verlassen war, ging es im Vertrauen auf den lieben Gott hinaus ins Feld. Da begegnete ihm ein armer Mann, der sprach: »Ach, gib mir etwas zu essen, ich bin so hungerig.« Es reichte ihm das ganze Stückchen Brot und sagte: »Gott segne dir's«, und ging weiter. Da kam ein Kind, das jammerte und sprach: »Es friert mich so an meinem Kopfe, schenk mir etwas, womit ich ihn bedecken kann.« Da tat es seine Mütze ab und gab sie ihm. Und als es noch eine Weile gegangen war, kam wieder ein Kind und hatte kein Leibchen und fror, da gab es ihm seins; und noch weiter, da bat eins um ein Röcklein, das gab es auch von sich hin. Endlich gelangte es in einen Wald, und es war schon dunkel geworden, da kam noch eins und bat um ein Hemdlein, und das fromme Mädchen dachte: »Es ist dunkle Nacht, da sieht dich niemand, du kannst wohl dein Hemd weggeben«, und zog das Hemd ab und gab es auch noch hin. Und wie es so stand und gar nichts mehr hatte, fielen auf einmal die Sterne vom Himmel, und waren lauter harte blanke Taler. Und ob es gleich sein Hemdlein weggegeben, so hatte es ein neues an, und das war vom allerfeinsten Linnen. Da sammelte es sich die Taler hinein und war reich für sein Lebtag.[55]

Es ist ein kurzes und rätselhaftes Märchen, das den Leser belehren, aber auch berühren und in jeder Hinsicht *bewegen* will und das zugleich an viele wahre Lebensgeschichten depressiver Menschen erinnert.

Ein kleines Mädchen hat ein wirklich schweres Schicksal zu ertragen, verliert beide Eltern, das Zuhause sowie beinahe alles, was es besitzt, und geht »im Vertrauen auf den lieben Gott« in die Welt. Als ihm dann andere Menschen begegnen, die selber auch in großer Not sind, verschenkt es sogar das letzte Stück Brot und sein letztes Hemd und findet in der Dunkelheit der Nacht nicht nur Schutz und Geborgenheit, sondern erlebt ein wahres Wunder: Die Sterne fallen als Taler vom Himmel und machen es reich bis an sein Lebensende.

Das Wunderbare und Bewundernswerte dieser Geschichte liegt für mich nicht so sehr darin, dass ein kleines Waisenkind, obwohl es selbst alles verloren hat und vom Schicksal hart geprüft wurde, weiterleben will, immer noch an andere denkt und als Vorbild der christlichen Nächstenliebe gelten kann. Therapeutisch wegweisend und nachahmenswert ist, dass das Mädchen nicht bei sich selbst und in seiner Not und Einsamkeit bleibt, sondern sich auf den Weg macht und nach dem Leben sucht. Und dadurch, dass es anderen begegnet und sich ihnen zuwendet, kommt es wieder zurück ins Leben und wird sogar mit einer »himmlischen« Währung belohnt.

Der heilsame Wendepunkt und die eigentliche Botschaft der Geschichte sind auch in unzähligen anderen Märchen zu finden: Wenn das Leben in der Gefahr ist, unterzugehen, und der Mensch sich selbst zu verlieren droht, gilt es nicht zu warten und zu zögern, sondern aufzubrechen, hinauszugehen und sich auf die Suche zu begeben und zu schauen, ob in dieser Welt noch Leben für mich da ist.

Denn der Sinn des Lebens erschließt sich im Gehen und auf dem Weg. Durch Glauben und durch Vertrauen auf Gott und auf den Sinn des Lebens oder durch das Finden eines kleinen Grundes zum Leben, wachsen die Kraft zu gehen und der Mut, den ersten Schritt zu wagen.

Ganz wesentlich und therapeutisch bedeutsam bei der Lektüre dieses Märchens ist aber die emotionale Wirkung auf den Leser. In keinem einzigen Satz sind hier Angst, Hoffnungslosigkeit oder Verzagtheit zu spüren. Im Gegenteil, es vermitteln und übertragen sich, trotz der tragischen Umstände der Geschichte und auch trotz, oder vielleicht sogar wegen des wundersamen, ja fast schon unglaublichen Ausgangs, Gefühle der Hoffnung und der Zuversicht, die den depressiven Menschen zu erbauen und zu stärken vermögen.

So unerklärlich die Entstehung und die Zusammenhänge einer Depression manchmal auch sein mögen und so unlösbar sich die Sinnfrage auch stellen mag, so wichtig und unentbehrlich sind die feinen Fäden der Lebenszuversicht und des Vertrauens, die das Märchen webt und die das Leben vor dem Abgrund des Nichts und der totalen Leere bewahren können.

Licht in der Nacht der Seele

*Lasst uns das Leben
leise wieder lernen.*

NELLY SACHS

Die dichterische Vision von der Zukunft, die auf dem Stein der
Schwermut gründet, mit der dieses Buch begann, ist keine Utopie.
Sie kann Wirklichkeit werden. Man kann auf den Steinen und
Trümmern der Schwermut ein neues Leben beginnen, und es wird
wirklich ein *neues* Leben und ganz anders als das alte, wenn es *begründet* ist – wenn Gründe und Werte das Leben tragen und aus
ihnen wieder Hoffnung und Zukunft entstehen und wachsen.

Aber es fehlt noch etwas Wichtiges und Wesentliches, das die
Beziehung zum Leben herstellt, die Berührung mit ihm ermöglicht
und unser eigenes Erleben zur Resonanz bringt. Denn die Werte
allein bleiben wertlos, wenn sie uns persönlich nicht betreffen und
bewegen, wenn sie uns emotional nicht berühren und uns nicht zu
Herzen gehen. Damit dies geschieht, braucht es noch eine unsichtbare Kraft, die man vielleicht sogar als den Wert aller Werte bezeichnen könnte und die sich wie ein Grundmotiv durch unser
Leben zieht und in enger Verbindung zu der ursprünglichen und
existentiellen Sehnsucht des depressiven Menschen steht.

Kaum jemand hat das, was hier gemeint ist, so eindrucksvoll
und zugleich so geheimnisvoll in Worte gefasst wie FRANZ KAFKA
in einer Tagebuchnotiz aus dem Jahre 1921:

Es ist gut denkbar, dass die Herrlichkeit des Lebens um jeden und
immer in ihrer ganzen Fülle bereitliegt, aber verhängt, in der Tiefe,
unsichtbar, sehr weit. Aber sie liegt dort, nicht feindselig, nicht
widerwillig, nicht taub. Ruft man sie mit dem richtigen Wort,
beim richtigen Namen, dann kommt sie. Das ist das Wesen der
Zauberei, die nicht schafft, sondern ruft.[56]

147

Die tiefe Sehnsucht nach einem erfüllten und sinnvollen Leben sowie die Ahnung und die Hoffnung, dass die Herrlichkeit dieses Lebens irgendwo verborgen ist und nur darauf wartet, entdeckt zu werden, sind in diesen Worten gut spürbar, aber sie geben dem Leser auch ein großes Rätsel auf. Denn was kann KAFKA in den beiden letzten Sätzen wohl gemeint haben? Was ist das richtige Wort, was ist die Zauberkraft, die die Herrlichkeit und die Fülle des Lebens kommen und sie Wirklichkeit werden lässt?

Wie so oft kommt mir auch in diesem Zusammenhang ein anderer Text in den Sinn, mit dessen Hilfe wir vielleicht der Lösung des Rätsels etwas näher kommen. Ich denke an das bekannte Gedicht »Wünschelrute« von JOSEPH VON EICHENDORFF, in dem er auch von einem geheimnisvollen Zauberwort mit magischer Kraft spricht:

Schläft ein Lied in allen Dingen,
Die da träumen fort und fort,
Und die Welt hebt an zu singen,
Triffst du nur das Zauberwort.[57]

In seinem kleinen Gedicht geht es dem berühmten Dichter der Romantik um die tiefere Poesie des Lebens und darum, endlich zum Wesen der Dinge vorzudringen, zu dem, was verborgen und unbemerkt ist, aber was das Leben im Innersten ausmacht und im Wesentlichen zusammenhält. Denn auch hinter der traurigen und oft so kalten und leeren Wirklichkeit der Depression schläft unsichtbar und wartet das eigentliche Leben.

Ich glaube, das richtige Zauberwort, das die Macht und die Kraft in sich trägt, dieses Leben zum Erwachen zu bringen, heißt: die Liebe!

Ja, »die Welt hebt an zu singen« und das Leben bekommt einen Sinn und wird als stimmig, wertvoll und lebenswert erfahren, wenn es von Liebe erfüllt ist. Denn Sinn, Liebe und erfülltes Leben gehören zusammen. Erst die Liebe, die wir erfahren und in uns spüren, gibt dem Leben einen tiefen und letzten Sinn. Sie ist die Quelle des Lebens, sie öffnet unsere Sinne und vor allem das Herz, und die Werte, die uns umgeben, fangen an, uns anzusprechen und uns zu berühren. Nur die Liebe trägt das Leben, schenkt ihm Halt und Vertrauen, und sie ist, auch und gerade in den Krisenzeiten des Lebens, der wertvollste Wert, den es überhaupt gibt.

Diese Liebe als heilsame Lebenskraft wieder zum Leben zu erwecken und den depressiven Menschen emotional zu bewegen, vermag nicht immer die Psychotherapie und schon gar nicht gehört dies zu den Heilwirkungen der modernen Psychopharmaka. Aber gute Literatur, Poesie, Märchen können die Liebe als ein tragendes Grundgefühl in uns wieder entzünden, dem Leben Licht und Wärme einhauchen und der verletzten Seele wieder eine Heimat geben.

Vielleicht geschieht dann das – und dies wäre bibliotherapeutisch sinnvoll und wünschenswert –, was NOVALIS, ein Zeitgenosse von JOSEPH VON EICHENDORFF, in einem seiner schönsten Gedichte beschreibt: Wenn »man in Märchen und Gedichten erkennt die wahren Weltgeschichten, dann fliegt vor Einem geheimen Wort das ganze verkehrte Wesen fort«.[58]

Diesen Wunsch möchte ich Ihnen zum Schluss mit auf den Weg geben. Ich hoffe sehr, dass auch Sie in diesem Buch die Heil- und Wandlungskraft des Lesens spüren und erfahren konnten und dass es ein wenig Licht in die dunkle Nacht der Seele brachte.

Literatur und Dichtung sind nicht nur die besten Wege, die zur Selbsterkenntnis und zum Wesen des Lebens führen, sondern sie können auch Wege heraus aus der Depression aufzeigen, dem depressiven Menschen neuen Lebensmut und neue Hoffnung geben und ihm helfen, Gründe zu finden, um weiterzuleben. Und Lesen ist ein einfaches und ganzheitlich wirkendes Antidepressivum, mit dessen Hilfe es gelingen kann, wieder zurück ins Leben zu kommen, die Liebe zum Leben neu zu entdecken und zu erkennen, dass das Leben immer sinnvoll und lebenswert ist und deshalb auch der Mühe wert, gelebt zu werden.

Danksagung

Es sind die Begegnungen mit Menschen,
die das Leben lebenswert machen.

GUY DE MAUPASSANT

In dieser Erkenntnis des französischen Schriftstellers liegt eine tiefe Lebensweisheit, die diese kurze Danksagung treffend einleitet und gleichzeitig auch den Grundgedanken dieses Buches gut zusammenfasst. Wenn depressive Menschen wieder in Begegnung mit anderen und mit der Welt und in Beziehung mit dem Leben kommen, beginnt sich die Dunkelheit der Depression zu lichten und das Leben wird wieder als lebenswert erfahren. Denn »alles wirkliche Leben ist Begegnung« (M. BUBER).

Ich selber bin zutiefst dankbar, dass es auch in meiner Biographie – natürlich neben vielen Büchern, die mich entscheidend geprägt haben und durch die ich so manche Krise besser bewältigen konnte – immer wieder Begegnungen mit Menschen gab, die für mich existentiell wichtig waren und die mir gerade in schwierigen Zeiten geholfen haben.

Dazu gehört die Begegnung mit Prof. Friedhelm Munzel, der mich vor über dreißig Jahren mit Bibliotherapie angesteckt hat und mir mittlerweile zu einem guten und treuen Freund geworden ist. Ich möchte ihm, der als Erster das Manuskript dieses Buches gelesen hat, für seine kritischen Anregungen und zahlreiche Verbesserungen von Herzen danken, aber auch für die freundschaftliche Beziehung, die uns beide und unsere Familien verbindet.

Ich danke Margarethe, Ursula und Werner, mit denen ich schon lange Zeit eng befreundet bin, dafür, dass sie mich und mein Schreiben mit Gedanken, Worten und guten Wünschen begleitet haben.

Ein großer Dank gilt Dr. Christoph Schildger, der sich in den letzten Jahren als hervorragender Mediziner vorbildlich um die inneren Vorgänge in meinem Körper kümmerte und stets ein offenes Ohr für meine Anliegen hatte.

Ganz herzlich danke ich der Lektorin Heike Hermann für die gute Zusammenarbeit und die angenehme und unkomplizierte Begleitung dieses Buchprojektes.

Zu Dank verpflichtet bin ich aber auch all den Menschen, denen ich in der Beratung, in meinen Seminaren und bei den Schulprojekten begegnet bin und von denen ich manchmal mehr gelernt habe als beim Studium der Fachliteratur.

Schließlich möchte ich noch meinen beiden Söhnen Dominik und Benedikt für ihre zuverlässige Hilfe danken und ganz besonders meiner geliebten Frau Brigitte, der dieses Buch gewidmet ist. Sie ist meine beste Freundin und die Begegnung mit ihr war das Beste, was mir bisher im Leben widerfahren ist.

Wie gut, dass Ihr alle da seid!

Dortmund, im April 2018
Martin Duda

Zitatnachweise

S. 28f.: Erich Kästner, »Traurigkeit, die jeder kennt«, aus: Gesang zwischen den Stühlen © Atrium Verlag AG, Zürich 1932 und Thomas Kästner

S. 30: aus: Paulo Coelho, Handbuch des Kriegers des Lichts: aus dem Brasilianischen von Maralde Meyer-Minnemann, Copyright der deutschsprachigen Ausgabe © 2001, 2006 Diogenes Verlag AG Zürich

S. 35f.: Koch, Helmut H.; Kessler, Nicola: Ein Buch muss die Axt sein ... Schreiben und Lesen als Selbsttherapie, S. 100–102. ISBN: 978-3-93393-919-7. Mit freundlicher Genehmigung des Königsfurt-Urania Verlag, Krummwisch © 2002 by koenigsfurt-urania.com

S.42: Pribegina, Galina Alexejewna: Pjotr Iljitsch Tschaikowski, Verlag Neue Musik, Berlin 1988, S. 130

S. 44: Hilde Domin, Im Regen geschrieben. Aus: dies., Gesammelte Gedichte. © S. Fischer Verlag GmbH, Frankfurt am Main 1987

S. 46f.: Rose Ausländer, Manchmal I. Aus: dies., Wieder ein Tag aus Glut und Wind. Gedichte 1980–1982. © S. Fischer Verlag GmbH, Frankfurt am Main 1986

S. 48: aus: Leo Lionni, Frederick © 1967, 2003 Beltz & Gelberg in der Verlagsgruppe Beltz, Weinheim-Basel

S. 50f.: Antoine de Saint-Exupéry, Der kleine Prinz © 1950 und 2015 Karl Rauch Verlag, Düsseldorf

S. 67: aus: Janosch, Der Josa mit der Zauberfiedel, in: Janosch, Das große Janosch-Buch, Beltz, Weinheim-Basel, 1997, S. 55 f., Abdruckrechte: Little Tiger Verlag GmbH., Gifkendorf

S. 71: Friedrich Rückert, Am Abend zu lesen: aus d. »Weisheit d. Brahmanen«/ Friedrich Rückert. Ausgew. u. eingel. von Gertrude u. Thomas Sartory, S. 80 © Mit freundlicher Genehmigung Verlag Herder GmbH, Freiburg im Breisgau 1978

S.74f.: Max Lucado, Sergio Martinez (Illustr.): Du bist einmalig, © der deutschen Ausgabe 2003, SCM Verlagsgruppe GmbH, Max-Eyth-Str. 41, 71088 Holzgerlingen, www.scm-haenssler.de, © der Originalausgabe 2001, Max Lucado (Text); Sergio Martinez (Illustrationen).

Anmerkungen

1   Unter dem Begriff depressive Menschen bzw. Depressive verstehe ich in diesem Buch in der Regel nicht nur Menschen, die an Depressionen erkrankt sind, sondern auch solche mit depressiven Charaktereigenschaften bzw. Persönlichkeitsanteilen, unter denen sie nicht immer akut leiden, die aber ihre Art und Weise, mit dem Leben umzugehen, beeinflussen und bestimmen.

2   Dass die Literatur nicht nur ein breites therapeutisches Potential besitzt, sondern auch ein zentraler Bestandteil der Lebenskunst ist, habe ich in meinem Buch »Das Glück, das aus den Büchern kommt. Lesekunst als Lebenskunst«, Claudius Verlag, München 2008, dargestellt.

3   Frankl, Viktor E.: Der Mensch vor der Frage nach dem Sinn, S. 11.

4   Ebd.

5   Hesse, Hermann: Die Welt der Bücher, S. 86.

6   Einige Kriterien für die richtige Auswahl der geeigneten Literatur finden sich in meinem Buch »Lesen hilft leben. Ansätze bibliotherapeutischer Arbeit in der Existenzanalyse und Logotherapie«, LIT-Verlag, Münster, 2. Auflage 2006, S. 32–36.

7   Kafka, Franz: Tagebücher 1910–1923, S. 307.

8   An dieser Stelle sei auf zwei Publikationen zum Thema Humor hingewiesen: Titze, Michael; Eschenröder, Christof T.: Therapeutischer Humor. Grundlagen und Anwendungen, Fischer Taschenbuch Verlag, Frankfurt am Main, 6. Auflage 2011; Wild, Barbara: Humor in Psychiatrie und Psychotherapie, Neurobiologie – Methoden – Praxis, Schattauer Verlag, Stuttgart 2016.

9   Kästner, Erich: Gesammelte Schriften für Erwachsene, Band 1: Gedichte, S. 253.

10   Coelho, Paulo: Handbuch des Kriegers des Lichts, S. 138.

11   Der Begriff *Akedia* kann am besten übersetzt werden mit spiritueller Trägheit oder Überdruss. Die Erfahrung der Akedia, die von vielen Autoren der damaligen Zeit beschrieben wurde, erinnert in vielen Punkten an die Symptome einer Depression. Die Mönche litten vor allem unter Einsamkeit, Traurigkeit, innerer Unruhe und Langeweile, aber auch Verzweiflung, Resignation und Gedanken an den Tod waren ihnen nicht fremd.

12   Zitiert nach Sartory, Gertrude und Thomas: Lebenshilfe aus der Wüste, S. 39.

13   Ebd.

14   Hell, Daniel: Die Sprache der Seele verstehen, S. 133.

15   Zitiert nach Lukas, Elisabeth: Bücher – Freunde in der Not?, in: Raab, Peter (Hrsg.): Heilkraft des Lesens, S. 76.

16   C. G. Jung, der Begründer der Analytischen Psychologie, prägte das Bild von der schwarzen Dame, um die Depression zu beschreiben. Wenn sie bei uns zu Besuch kommt, so schreibt er, sollen wir sie nicht abweisen, sondern sie als Gast hereinbitten und hören, was sie zu sagen hat.

17   Koch, Helmut H.; Kessler, Nicola: Ein Buch muss die Axt sein … Schreiben und Lesen als Selbsttherapie, S. 100–102.

18   Walker, Alice: Die Farbe Lila, S. 25.

19   Kafka, Franz: Beschreibung eines Kampfes, S. 91.
20   Zitiert nach Pribegina, Galina Alexejewna: Pjotr Iljitsch Tschaikowski, S. 130.
21   Domin, Hilde: Gesammelte Gedichte, S. 127.
22   Ausländer, Rose: Manchmal I, Hinter allen Worten, S. 31.
23   Lionni, Leo: Frederick, Köln 1988.
24   Saint-Exupéry, Antoine de: Der kleine Prinz, S. 48–50.
25   »Zeit. Der Stoff, aus dem das Leben ist. Eine Gebrauchsanleitung«, so lautet der tiefsinnige Titel des interessanten Buches von Stefan Klein, das im Fischer Taschenbuch Verlag, Frankfurt am Main, 2008 erschienen ist.
26   Duden. Das Herkunftswörterbuch, S. 546.
27   Seneca: Das glückliche Leben, S. 92–93.
28   Marc Aurel: Selbstbetrachtungen, S. 40.
29   Ebd., S. 32–33.
30   Claudius, Matthias: Die Sternseherin Lise, Sämtliche Werke, S. 595–596.
31   Janosch: Das große Janosch-Buch, S. 55–56.
32   Rückert, Friedrich: Am Abend zu lesen, S. 80.
33   Claudius, Matthias: A. a. O., S. 128.
34   Lucado, Max: Du bist einmalig, S. 23–31.
35   Zitiert nach Meyer, Hermann: Astrologie und Psychologie, S. 42.
36   Buber, Martin: Die Erzählungen der Chassidim, S. 394.
37   Defoe, Daniel: Robinson Crusoe, S. 74–76.
38   Domin, Hilde: A. a. O., S. 208.
39   Hölderlin, Friedrich: Werke in zwei Bänden, Band 1, S. 171.
40   Ein Faksimile dieser handschriftlichen Notiz von Viktor E. Frankl ist zu finden unter: http://www.viktorfrankl.at/Theresienstadt2.jpg.
41   Frankl, Viktor E.: Logotherapie und Existenzanalyse, S. 141.
42   Längle, Alfried: Sinnspuren, S. 40.
43   Frankl, Viktor E.: Logotherapie und Existenzanalyse, S. 62.
44   Frankl, Viktor E.: Ärztliche Seelsorge, S. 90.
45   Stachura, Edward: Wiersze, S. 168–169. Das Gedicht zitiere ich in meiner eigenen Übersetzung.
46   Ginsberg, Ernst: Abschied, S. 258.
47   Heine, Heinrich: An Neuffer, Im März 1794, Sämtliche Werke, Band 1: Gedichte, S. 148.
48   Hölderlin, Friedrich: A. a. O., S. 222.
49   Zitiert nach Yalom, Irvin D.: Die Schopenhauer-Kur, S. 209.
50   Kornfield, Jack: Das Tor des Erwachens, S. 304–305.
51   Hesse, Hermann: Jedem Anfang wohnt ein Zauber inne. Stufen des Lebens, S. 257–258.
52   Duden: A. a. O., S. 770.
53   Hölderlin, Friedrich: A. a. O., S. 379.
54   Kunze, Reiner: Gedichte, S. 137.
55   Grimm, Brüder: Kinder- und Hausmärchen, S. 635–636.
56   Kafka, Franz: Tagebücher 1910–1923, S. 398–399.
57   Eichendorff, Joseph von: Werke in einem Band, S. 103.
58   Novalis: Werke in einem Band, S. 395.

Literatur

Ausländer, Rose: Hinter allen Worten. Gedichte, Fischer Taschenbuch Verlag, Frankfurt am Main, 6. Auflage 2005.

Die Bibel. Einheitsübersetzung, Katholisches Bibelwerk, Stuttgart 1980.

Brahn, Max (Hrsg.): Arthur Schopenhauers Briefwechsel und andere Dokumente, Insel-Verlag, Leipzig 1911.

Buber, Martin: Die Erzählungen der Chassidim, Manesse Verlag, Zürich 1949.

Camus, Albert: Sämtliche Dramen, Rowohlt Verlag, Reinbek bei Hamburg 2013.

Claudius, Matthias: Sämtliche Werke, Winkler Verlag, München, 7. Auflage 1991.

Coelho, Paulo: Handbuch des Kriegers des Lichts, Diogenes Verlag, Zürich 2001.

Defoe, Daniel: Robinson Crusoe, 1. und 2. Band, Europäischer Buchklub, Europäische Bildungsgemeinschaft, Stuttgart – Zürich – Salzburg 1967.

Domin, Hilde: Gesammelte Gedichte, S. Fischer Verlag, Frankfurt am Main, 5. Auflage 1995.

Drewermann, Eugen: Tiefenpsychologie und Exegese, Band 1: Traum, Mythos, Märchen, Sage und Legende, Deutscher Taschenbuch Verlag, München 1993.

Duda, Martin: Das Glück, das aus den Büchern kommt. Lesekunst als Lebenskunst, Claudius Verlag, München 2008.

Duda, Martin: Lesen hilft leben. Ansätze bibliotherapeutischer Arbeit in der Existenzanalyse und Logotherapie, LIT-Verlag, Münster, 2. Auflage 2006.

Duden. Das Herkunftswörterbuch. Etymologie der deutschen Sprache, Bibliographisches Institut, Mannheim, 3. Auflage 2001.

Eichendorff, Joseph von: Werke in einem Band, Carl Hanser Verlag, München – Wien, 3. Auflage 1984..

Frankl, Viktor E.: Ärztliche Seelsorge. Grundlagen der Logotherapie und Existenzanalyse, Fischer Taschenbuch Verlag, Frankfurt am Main, 4. Auflage 1995.

Frankl, Viktor E.: Das Leiden am sinnlosen Leben. Psychotherapie für heute, Verlag Herder, Freiburg im Breisgau, 18. Auflage 1996.

Frankl, Viktor E.: Der Mensch vor der Frage nach dem Sinn, Piper Verlag, München, 8. Auflage 1996.

Frankl, Viktor E.: Logotherapie und Existenzanalyse. Texte aus sechs Jahrzehnten, Quintessenz Verlag, Berlin – München 1994.

Frankl, Viktor E.: … trotzdem Ja zum Leben sagen. Ein Psychologe erlebt das Konzentrationslager, Deutscher Taschenbuch Verlag, München, 14. Auflage 1996.

Ginsberg, Ernst: Abschied. Erinnerungen, Theateraufsätze, Gedichte, Verlag Die Arche, Zürich 1985.

Grimm, Brüder: Kinder- und Hausmärchen. Vollständige Ausgabe, Nikol Verlag, Hamburg 2014.

Guardini, Romano: Vom Sinn der Schwermut, Verlagsgemeinschaft Topos plus, Kevelaer, 10. Auflage 2010.

Heine, Heinrich: Sämtliche Werke, Band 1: Gedichte, Winkler Verlag, München 1984.

Hell, Daniel: Die Sprache der Seele verstehen. Die Wüstenväter als Therapeuten, Verlag Herder, Freiburg im Breisgau, 4. Auflage 2013.

Hesse, Hermann: Das Glasperlenspiel, Suhrkamp Verlag, Frankfurt am Main, 1. Auflage 1972.

Hesse, Hermann: Die Gedichte, Suhrkamp Verlag, Frankfurt am Main, 1. Auflage 1992.

Hesse, Hermann: Die Welt der Bücher. Betrachtungen und Aufsätze zur Literatur, Suhrkamp Verlag, Frankfurt am Main 1977.

Hesse, Hermann: Jedem Anfang wohnt ein Zauber inne. Stufen des Lebens. Ein Lesebuch, Suhrkamp Verlag, Frankfurt am Main, 1. Auflage 1996.

Hesse, Hermann: Siddhartha. Eine indische Dichtung, Suhrkamp Verlag, Frankfurt am Main, 1. Auflage 1974.

Hölderlin, Friedrich: Werke in zwei Bänden, Erster Band, Carl Hanser Verlag, München – Wien 1978.

Janosch: Das große Janosch-Buch. Geschichten und Bilder, Beltz Verlag, Weinheim und Basel, 20. Auflage 1997.

Kästner, Erich: Doktor Erich Kästners lyrische Hausapotheke, Atrium Verlag, Zürich 1936.

Kästner, Erich: Gesammelte Schriften für Erwachsene, Band 1: Gedichte, Atrium Verlag, Zürich 1969.

Kafka, Franz: Beschreibung eines Kampfes. Novellen, Skizzen, Aphorismen aus dem Nachlass, Gesammelte Werke in acht Bänden, Fischer Taschenbuch Verlag, 1993.

Kafka, Franz: Tagebücher 1910–1923, Gesammelte Werke in acht Bänden, Fischer Taschenbuch Verlag, Frankfurt am Main 1993.

Kinnier, Richard u. a.: Die Frage nach dem Sinn des Lebens und 199 Antworten, Knesebeck Verlag, München 2006.

Kittler, Udo; Munzel, Friedhelm: Lesen ist wie Wasser in der Wüste. Das Buch als Begleiter auf dem Lebensweg, Verlag Herder, Freiburg im Breisgau, 2. Auflage 1992.

Kittler, Udo; Munzel, Friedhelm: Was lese ich, wenn ich traurig bin. Lebenskrisen meistern mit Büchern, Verlag Herder, Freiburg im Breisgau 1984.

Klein, Stefan: Zeit. Der Stoff, aus dem das Leben ist. Eine Gebrauchsanleitung, Fischer Taschenbuch Verlag, Frankfurt am Main 2008.

Koch, Helmut H.; Kessler, Nicola: Ein Buch muss die Axt sein ... Schreiben und Lesen als Selbsttherapie, Königsfurt Verlag, Krummwisch 2002.

Kornfield, Jack: Das Tor des Erwachens. Wie Erleuchtung das tägliche Leben verändert, Ullstein Verlag, Berlin, 1. Auflage 2004.

Kunze, Reiner: Gedichte, S. Fischer Verlag, Frankfurt am Main, 4. Auflage 2013.

Längle, Alfried: Sinnspuren. Dem Leben antworten, NP-Buchverlag, St. Pölten – Wien – Linz, 1. Auflage 2000.

Laotse: Tao te king. Das Buch vom Sinn und Leben, Eugen Diederichs Verlag, Köln 1982.

Lionni, Leo: Frederick, Gertraud Middelhauve Verlag, Köln 1988.

Lucado, Max: Du bist einmalig, Hänssler Verlag, Holzgerlingen, 7. Auflage 2008.

Lukas, Elisabeth: Bücher – Freunde in der Not?, in: Raab, Peter (Hrsg.): Heilkraft des Lesens. Erfahrungen mit der Bibliotherapie, Verlag Herder. Freiburg im Breisgau 1988.

Marc Aurel: Selbstbetrachtungen, Bechtermünz Verlag, Augsburg 1997.

Meyer, Hermann: Astrologie und Psychologie. Eine neue Synthese, Rowohlt Taschenbuch Verlag, Reinbek bei Hamburg, 14. Auflage 2004.

Morgenstern, Christian: Gesammelte Werke in vier Bänden, Band 3: Aphorismen, Sprüche und andere Aufzeichnungen, Seehamer Verlag, Weyarn 1998.

Novalis: Werke in einem Band, Carl Hanser Verlag, München – Wien, 2. Auflage 1982.

Pribegina, Galina Alexejewna: Pjotr Iljitsch Tschaikowski, Verlag Neue Musik, Berlin 1988.

Raab, Peter (Hrsg.): Heilkraft des Lesens. Erfahrungen mit der Bibliotherapie, Verlag Herder, Freiburg im Breisgau 1988.

Rückert, Friedrich: Am Abend zu lesen. Aus der »Weisheit des Brahmanen«, in: Gertrude und Thomas Sartory (Hrsg.): Texte zum Nachdenken, Verlag Herder, Freiburg im Breisgau 1978.

Sachs, Nelly: Gedichte. Sammlung Nobelpreis für Literatur 1966, Coron-Verlag, Zürich o. J..

Saint-Exupéry, Antoine de: Der kleine Prinz, Karl Rauch Verlag, Düsseldorf 1982.

Sartory, Gertrude und Thomas (Hrsg.): Lebenshilfe aus der Wüste. Die alten Mönchsväter als Therapeuten, Verlag Herder, Freiburg im Breisgau 1980.

Seneca: Das glückliche Leben, Artemis & Winkler, Düsseldorf 2008.

Stachura, Edward: Wiersze, Wydawnictwo »C&T«, Toruń, 1. Auflage 2002.

Tagore, Rabindranath: Verirrte Vögel. Aphorismen, Hyperion-Verlag, Freiburg im Breisgau o. J..

Titze, Michael; Eschenröder, Christof T.: Therapeutischer Humor. Grundlagen und Anwendungen, Fischer Taschenbuch Verlag, Frankfurt am Main, 6. Auflage 2011.

Walker, Alice: Die Farbe Lila, Bastei Lübbe Verlag, Bergisch Gladbach, 3. Auflage 2005.

Weisheiten für Trostsuchende, Pabel-Moewig Verlag, Rastatt, 3. Auflage 1993.

Werder, Lutz von: … triffst Du nur das Zauberwort. Eine Einführung in die Schreib- und Poesietherapie, Psychologie Verlags Union, Urban & Schwarzenberg, München – Weinheim 1986.

Wild, Barbara: Humor in Psychiatrie und Psychotherapie. Neurobiologie – Methoden – Praxis, Schattauer Verlag, Stuttgart, 2. Auflage 2016.

Yalom, Irvin D.: Die Schopenhauer-Kur, btb Verlag, München, 1. Auflage 2006.